Medical disclaimer: The information in this course is intended for educational purposes only.
The author assumes no responsibility to persons or property as a result of use or misuse of the
Information contained within. Always consult a health professional before making any changes to your health regimen.

Die Nutzung der Informationen aus diesem Buch geschieht auf eigene Verantwortung. Die Informationen ersetzen keinesfalls die Untersuchung oder Behandlung durch einen Arzt oder Heilpraktiker. Vor Anwendung der Informationen sollte ein Arzt oder Heilpraktiker befragt werden.

Inhalt

Vorwort

Das hier ist ein ehrliches und einfaches Programm. Wenn du die Prinzipien befolgst, dann wirst du Ergebnisse sehen.

Der Markt für Ernährung und Diäten ist gesättigt mit „Abnehmpillen“, Placebos, sinnlosen Abkürzungen, falschen Versprechungen und Abzocke.

Die Fitnessindustrie im Allgemeinen und die Ernährungsbranche im Speziellen, hat eine bestimmte Eigenschaft zum Business Modell gemacht: Unsere Bequemlichkeit.

Wir wollen uns verändern und unser Leben verbessern, aber wir sind bequem. Wir wollen nicht hart für etwas arbeiten, sondern sofort Ergebnisse sehen und dabei weiterhin alles so machen, wie wir es gewohnt sind. Auch wenn das bedeutet die überteuerte

Pille zu kaufen, die uns verspricht den Bierbauch loszuwerden, während wir weiterhin dasselbe Junkfood essen können wie vorher.

Das Problem ist nur: Es funktioniert so nicht.
Das einzige, was langfristig funktioniert, sind neue Gewohnheiten, die auf positiven Prinzipien basieren.

Und genau darum geht's in diesem Buch.
Falls du dir diese schnelle Abkürzung versprichst, dann bist du hier falsch.

Für alle anderen gilt: Wenn du das, was ich dir hier zeige, in deinen Alltag übernimmst, Arbeit investierst, um Gewohnheiten zu verändern, dann wirst du innerhalb von 3-6 Monaten drastische Veränderungen sehen, die auch wirklich halten.

Warum bin ich mir da sicher?
Weil ich tagtäglich in dem Bereich arbeite und bei Männern die positiven Veränderungen beobachte. Mein Videokurs zu dem Thema ist ein Bestseller auf

Udemy mit über 230 Teilnehmern. Jeden Tag schreiben mir Menschen, wie diese Ernährungsweise ihr Leben verändert.
Dasselbe kann auch für dich gelten.
Wenn du meinen Worten nicht glaubst, dann vielleicht den über 80 Studien, die ich zu dem Thema ausgewertet und verlinkt habe.
Jetzt wünsche ich dir viel Spaß mit dem Buch.

Alles Liebe,
Jakob Brand

1 Einleitung

“If you aren’t confused about health and nutrition, then you haven’t studied it long enough or deeply enough.”
-Matt Stone

Dieses Buch wird dich verwirren. Hoffentlich.

Denn so gut wie alles, was wir über Ernährung gelernt haben, ist falsch.
Und noch schlimmer: Lebensmittel, die heutzutage als gesund angepriesen werden, sind verheerend für unsere Gesundheit.

Das gilt für Frauen, wie auch für Männer.

Dennoch habe ich dieses Buch nur für Männer geschrieben.

Aus zwei Gründen.

1. Für Männer gibt es kaum gute Lektüre zu dem Thema und nur wenig Aufklärung
2. Ich arbeite im Bereich der Hormonoptimierung mit Männern und ich sehe jeden Tag, wie schlimm die Konsequenzen einer schlechten Ernährung sind

So gut wie jeder Mann, mit niedrigen Testosteronwerten, der ein Coaching bei mir gemacht hat, hatte auch eine miserable Ernährung.

Die Ernährung liefert die Rohstoffe für die Testosteronproduktion und die Werkzeuge, mit denen dein ganzer Körper arbeitet. Wenn einer dieser Bausteine fehlt, dann kommt die T-Produktion ins Stocken und der Körper gerät in Stress.

Dann treten die Probleme auf. Depressionen, Energielosigkeit, Erektionsschwierigkeiten, Libidoverlust, Konzentrationsschwierigkeiten…

Wie werden diese Probleme behandelt? Mit Medikamenten.
Statt Ursachenforschung werden Symptome bekämpft.

In diesem Buch geht es mir darum zur Ursache vorzudringen. Und die Ursache vieler Probleme heutzutage ist eine defizitäre Ernährung, ein hormonelles Ungleichgewicht und ein gestörter Stoffwechsel.

Mein Ziel mit diesem Buch ist es, dass du diese Faktoren mit deiner Ernährung optimierst: Testosteronproduktion und Stoffwechsel.

Testosteron ist für Männer so wichtig, dass gesunde Testosteronwerte ein Gradmesser für die Gesundheit eines Mannes sind.

Der Testosteronspiegel, genauso wie dein Stoffwechsel, ist ein sehr guter Indikator für die allgemeine Gesundheit.

Wenn du einen natürlich hohen T-Spiegel hast, dann bist du wahrscheinlich auch allgemein guter Gesundheit. Umgekehrt ist ein Testosteronmangel ein Risikofaktor für zahlreiche Erkrankungen.

Meiner Meinung nach, muss sich jede Ernährungsform an diesen beiden Punkten messen lassen. Wenn du eine Diät verfolgst, die deiner T-Produktion schadet, dann sabotierst du dich selbst.

Muskeln aufbauen?
Abnehmen?
Libido steigern?
Erektionen verbessern?
Mehr Energie haben?
Fokussierter sein?

All diese Dinge sind nur möglich, wenn Testosteronproduktion und Stoffwechsel richtig funktionieren. Du denkst, ich übertreibe? Keine Sorge, wir schauen uns gleich an, warum genau das so ist.

Mich verblüfft, dass selbst Ärzte oft nicht davon reden. Ernährung spielt in ihrer Ausbildung eine sehr geringe Rolle und auf die besonderen Ernährungsbedürfnisse, die Männer haben, wird so gut wie nie eingegangen.

Dabei ist es erstaunlich einfach deinen Körper mit allem zu versorgen, was er braucht. Doch die meisten Männer haben diese einfachen Konzepte nie gelernt.

Und nicht nur das. Anstelle von gesunden Ernährungsprinzipien wurden uns von Marketingabteilungen äußerst schlechte Konzepte eingetrichtert. Unternehmen haben früh erkannt, dass sie viel Geld verdienen, wenn sie Ängste in uns schüren. Gesättigte Fettsäuren werden seit den 60er Jahren verteufelt, damit Margarine uns als der heilige Grahl der Gesundheit verkauft werden kann. Kurz darauf folgte Salz, dann Zucker, dann Kohlenhydrate im Allgemeinen. Und auch in Zukunft werden sie sich noch einiges einfallen lassen, um den neuen „super gesunden, zuckerfreien, fettfreien, salzfreien, veganen Vitamin Smoothie“ zu verkaufen.

Wahrscheinlich runzelst du gerade die Stirn, wenn ich das schreibe. Denn es gehört schon zum Common Sense, dass all diese Dinge schädlich sind. Doch diese feste Meinung beruht nicht auf modernen, wissenschaftlichen Studien, sondern auf gekauften Wissenschaftlern und ständiger Wiederholung der Botschaft durch Werbung.

So haben wir aufgehört bestimmte Dinge zu hinterfragen. Wie zum Beispiel: Wie kann Margarine so gesund und „natürlich“ für uns sein, wenn sie aus stark verarbeiteten Fetten besteht, die wir 99,99% der menschlichen Geschichte NICHT gegessen haben?

Stelle dir diese kritischen Fragen auch, wenn du dieses Buch liest und nimm nicht jede Behauptung hin. Falls dir etwas sehr spanisch vorkommt, dann prüfe die Quellen.

Ich zeige dir eine logische und wissenschaftlich fundierte Ernährungsform, die deine Testosteronproduktion und deinen Stoffwechsel auf Hochtouren bringt.

Ich weiß, die meisten Männer beschäftigen sich ungerne mit Diäten, Rezepten und Lebensmitteletiketten. Deshalb schauen wir uns hier einige Prinzipien an, die sich unkompliziert in eine Ernährung übernehmen lassen. Du musst nicht auf leckeres Essen verzichten, du musst nicht hungern, du musst nicht 5x am Tag kochen und 3 Stunden täglich in der Küche verbringen, damit das funktioniert.

Ich danke dir für deinen Kauf und freue mich von dir zu hören!
Falls du Fragen hast, schreibe mir jederzeit eine Nachricht: jakob@mensrevival.de

Genug Gerede, lass uns loslegen.

1.1 Warum testosteronoptimierte Ernährung?

Wir erleben momentan eine Epidemie. Eine Epidemie der niedrigen Testosteronwerte.
Eine Metaanalyse, die 7500 Studien umfasste, ergab, dass sich die Spermienzahl von Männern aus westlichen Ländern in den letzten 40 Jahren halbiert hat. Zurzeit sinkt sie um 1,4% jedes Jahr.[1]
Auch Testosteron, als das wichtigste Sexualhormon ist betroffen.
Die Testosteronlevel fallen von Generation zu Generation. So hatte ein 30-jähriger in den 60er-Jahren noch deutlich höhere Testosteronwerte, als ein 30-jähriger Mann heute.[2]
Und die Konsequenzen davon sind beängstigend. Immer mehr Männer erleben:

- Motivationsverlust
- Depressionen
- Niedrige Energielevel

---

[1] https://new.huji.ac.il/en/taxonomy/term/515

[2] https://www.healio.com/endocrinology/hormone-therapy/news/print/endocrine-today/%7Bac23497d-f1ed-4278-bbd2-92bb1e552e3a%7D/generational-decline-in-testosterone-levels-observed

- Muskelabbau
- Verminderte Libido und Erektionsprobleme
- Herzkreislauferkrankungen
- Hoher Körperfettanteil und Unfähigkeit abzunehmen
- Männerbrüste
- Reizbarkeit
- Haarausfall
- Schlafstörungen
- Konzentrationsschwierigkeiten
- Unfähigkeit Muskeln aufzubauen

Bei Zivilisationskrankheiten und Übergewichtsraten wollen wir gar nicht so sehr in die Tiefe gehen. Die Zahlen sind mittlerweile bekannt: In den letzten 30 Jahren hat sich der Prozentsatz übergewichtiger Menschen mehr als verdoppelt.[3] In Deutschland leiden mehr als 6 Millionen Menschen unter Diabetes. 38% mehr als noch 1998. Täglich gibt es fast 1000 Neuerkrankungen.[4]

---

[3] https://www.zeit.de/wissen/gesundheit/2017-06/uebergewicht-studie-fettleibigkeit-gesundheit-folgen

[4] https://www.diabetesde.org/ueber_diabetes/was_ist_diabetes_/diabetes_in_zahlen

Viele Krankheiten sind alltäglich geworden, die vor wenigen hundert Jahren noch völlig unbekannt waren.

Und ein entscheidender Grund dafür ist nicht zuletzt unsere Ernährung.

Das Problem ist nur: Was ist eine gesunde Ernährung? Wenn man sich auch nur ein bisschen mit dem Thema auseinandersetzt, merkt man schnell: Es gibt kaum etwas, an das man sich halten kann. Überall scheinen sich Experten zu widersprechen.

Es gibt Millionen verschiedene Ernährungsvorschriften: Vegan, Paleo, Keto, ayurvedisch... Und alle behaupten von sich, dass sie die Ernährungsform sind, die am gesündesten ist.

Wer die Muße hat, sich dann noch etwas näher damit zu beschäftigen, merkt: Oft geht es sehr dogmatisch zu in den einzelnen Lagern. Wer sich einer bestimmten Philosophie und ihren Ernährungsvorschriften verschreibt, kann keine Fehler eingestehen. Selbst wenn eindeutige Beweise vorliegen. Denn das bedroht das eigene Weltbild. So geht auch im Bereich der Ernährung zunehmend ein Sinn für „Common Sense“ verloren.

Jeden Monat geht ein neuer Trend um. Ständig werden neuen Diäten geschaffen und Ernährungsphilosophien gegründet. Mal wird der eine Nährstoff verteufelt, mal der andere. Kohlenhydrate sollen wir nicht essen, Fett sollen wir nicht essen, Zucker ist der Teufel und gesättigtes Fett führt direkt zum Herzinfarkt.

Und jetzt hältst du ein weiteres Buch in den Händen, dass dir auch wieder verkaufen will, eine ausgezeichnete Ernährungsform gefunden zu haben...

Aber ich kann dir versprechen: Dieses Buch ist anders.

Denn es fokussiert sich auf die Optimierung von tieferliegenden Prozessen: Hormone (Testosteron) und Stoffwechsel.

Es geht darum zur Ursache vorzudringen, statt Probleme oberflächlich zu behandeln.
Du willst abnehmen? Das wird dir mit diesem Buch gelingen und du wirst wissen, WARUM es dir gelingt. Bestimmt nicht, weil du 7 Tage Sauerkrautsaft getrunken hast.
Du willst Muskeln aufbauen? Rate mal, welches Hormon hauptverantwortlich dafür ist? Und 5 Eiweißshakes am Tag sind bestimmt nicht die Lösung.
Du willst mehr Energie, mehr Motivation, eine pulsierende Libido und Enthusiasmus im Leben? Ja, vielleicht helfen die Gojibeeren, die deine spirituelle Tante aus Sri Lanka mitgebracht hat, aber warum nicht gleich zur Ursache vordringen?

Testosteron ist das Hormon, das Männer zu Männern macht. Und wenn wir nicht genug davon produzieren, spüren wir die Konsequenzen in jedem Bereich unseres Lebens. Es macht Phänomene möglich wie Muskelaufbau, Libido, Erektionen, Siegeswillen und Durchsetzungskraft.

Testosteron ist für Männer ein Indikator von Gesundheit. Es ist schwierig Ursachen-Wirkungsbeziehungen zu bestimmen, aber allgemein lässt sich sagen: Wenn die Testosteronwerte hoch sind, ist auch die allgemeine Gesundheit gut. Wenn die T-Werte niedrig sind, leidet auch die allgemeine Gesundheit. (P.S. Wenn du Sorge hast, wegen negativer Effekte von Testosteron, dann findest du am Ende des Buchs ein Bonuskapitel dazu und die Erklärung dafür, warum viele Sorgen unbegründet sind.)

Niedrige T-Werte stehen in Verbindung mit zahlreichen Erkrankungen (abseits von Libidoverlust, erektiler Dysfunktion und Motivationsmangel):

- Verlust von Muskelmasse
- Übergewicht
- Ungesunde Cholesterinwerte

- Diabetes Typ 2
- Herzkreislauferkrankungen[5]

Und als zweites Kriterium für eine gute Ernährung schauen wir uns in diesem Buch den Stoffwechsel an. Er liegt allen Vorgängen im menschlichen Körper zugrunde. Ein schwacher Stoffwechsel produziert wenig Energie und dadurch funktionieren alle Prozesse schlechter. Reizbarkeit, Gewichtzunahme, trockene Haut, Konzentrations- und Motivationsschwierigkeiten sind die Folge.

Wenn du einer Ernährung folgst, die deinen Stoffwechsel und deine Testosteronproduktion sabotiert, dann ist es eine kontraproduktive Ernährung.
Denn diese Ernährung schränkt deine Kraft und Energie als Mann ein.

Testosteron und Stoffwechsel sind die beiden Punkte, auf die wir uns in diesem Buch konzentrieren, weil ihnen sie so gut wie alle oberflächlichen

---

5 https://www.nature.com/articles/s41598-018-24347-6

Phänomene zugrunde liegen: Von Fettabbau und Muskelaufbau, über Energie und Motivation, bis hin zu Libido und Erektionen.

Gleichzeitig ist das allerdings auch eine Limitierung dieses Buchs. Denn natürlich werden einige Faktoren ausgeklammert. Sieh es nicht als dogmatische Vorschrift, sondern als Inspiration. Die Informationen sind wissenschaftlich fundiert und die Methoden sind getestet. Trotzdem ist jeder Mensch unterschiedlich.

Höre auf deinen Körper, wie bestimmte Nahrungsmittel und Makronährstoffaufteilungen für dich funktionieren. Es gibt nicht die eine Lösung für alle. Du musst deinen eigenen Ansatz finden. Mit diesem Buch will ich dir eine Landkarte geben, mit der du deine eigene Lösung findest. Ich zeige dir Prinzipien, die nachweislich funktionieren und schon seit hunderten von Jahren angewandt werden. Passe diese Prinzipien an dein Leben an.

Und ich will dich jetzt schon warnen: Vieles von dem, was du gleich hörst, wird dich, gelinde gesagt, wundern. Denn es ist oft genau das Gegenteil von dem, was der Mainstream dir empfiehlt.
Deshalb wirst du hier nur etwas lernen, wenn du bereit bist offen an die Infos ranzugehen.

Ich bitte dich auf deinen Körper und deinen gesunden Menschenverstand zu hören.
Sei bereit Vieles zu hinterfragen, von dem, was wir als „normal" akzeptiert haben.

Eine kurze Eingewöhnungszeit ist normal.
Aber nach einer oder zwei Wochen wirst du merken, wie du mehr Energie hast, dich besser fokussieren kannst, klarer bist und dass du besser mit Stress umgehen kannst.
Bei vielen Menschen verbessert sich außerdem das Hautbild und sie schlafen tiefer.

Insbesondere diejenigen, die älter als 35 sind, werden deutlich bemerken, wie Entzündungen abschwächen. Gliederschmerzen und dergleichen werden langsam aber sich reduziert.

Du erholst dich schneller von deinem Training, hast weniger Cortisol und dafür mehr Testosteron und Wachstumshormone in deinem Blut.

Und das Beste ist: Diese Ernährungsweise ist simpel.
Sie erfordert weder Zeit noch Talent in der Küche.
Jeder kann sie umsetzen.

Doch bevor wir loslegen zeige ich dir noch kurz die Vorteile eines hohen Testosteromspiegels.
Falls deine Motivation schon hoch genug ist, kannst du das Kapitel überspringen und direkt zum Herz des Buchs vordringen.

1.2 Vorteile eines hohen T-Spiegels

1. Sportlicher, schlanker Körperbau

Die Beziehung zwischen Testosteron und Fettverbrennung geht in beide Richtungen: Testosteron unterstützt die Fettverbrennung und ein schlanker Körper erlaubt dir wiederum mehr Testosteron zu produzieren.

Testosteron unterstützt die Fettverbrennung, indem es

- Die Stoffwechselrate erhöht[6]
- Insulinsensitivität verbessert[7]
- Und indem es die Bildung von Fettzellen verhindert[8]

Deshalb haben verschiedene Studien herausgefunden, dass Männer mit einem hohen Testosteronspiegel weniger Körperfett haben.[9]

Und leider ergibt sich auch bei einem Testosteronmangel ein sich selbst verstärkender Zyklus: Das

---

[6] Welle et al. 1992
[7] Traish et al. 2009
[8] Singh et al. 2006
[9] Vermeulen et al. 1999

heißt, durch einen Testosteronmangel sammelt sich schneller Fettgewebe und Fett wandelt Testosteron in Östrogen um, was den Testosteronmangel noch verschlimmert.

Überschüssiges Körperfett produziert ein Enzym namens Aromatase. Dieses Enzym wandelt Testosteron in Östrogen um.

Die Aktivität dieses Enzyms wird in einem schlanken Körper unterdrückt.

Deshalb haben übergewichtige Männer höhere Östrogenspiegel und niedrigeres Testosteron.[10]

2. Markante Kieferpartie

Eine markante Kieferpartie ist wohl das, was landläufig das klassisch maskuline Gesicht ausmacht. Und es ist keine Überraschung, dass dieses Merkmal mit hohen Testosteronwerten korreliert.[11]

In einem Versuch wurden die Gesichter von Männern mit hohen Testosteronwerten und von Männern mit

---

[10] Schneider et al. 1979

[11] https://www.ehbonline.org/article/S1090-5138(13)00027-5/abstract?code=ens-site

niedrigem T einer Gruppe von Studienteilnehmern gezeigt. Ihre Aufgabe war es die Gesichter im Hinblick auf die „Maskulinität“ zu bewerten. Und siehe da: Die Gesichter der Männer mit viel Testosteron wurden auch als männlicher bewertet.[12]

Die Frage ist, kann Testosteron wirklich nachträglich die Gesichtsstruktur verändern?

Wohl nicht auf direktem Wege, aber indirekt. Denn Fakt ist, es spielt eine große Rolle bei der Muskelbildung und beim Fettabbau.

Und in vielen Fällen werden markante Gesichtszüge schlicht und ergreifend durch Fettgewebe überlagert. Testosteron wird also nicht auf magische Weise Wangenknochen entstehen lassen, sondern es hilft Fett im Gesicht loszuwerden und die Gesichtsmuskeln zu straffen. So kommen Kieferpartie und Wangenknochen zum Vorschein.

[12] Penton-Voak und Chen 2004

3. Tiefe Stimme

Männer mit hohem Testosteron haben eine tiefere Stimme.[13]

Der Effekt von Testosteron auf die Stimme lässt sich vor allem in der Pubertät beobachten. Der starke Anstieg von Testosteron sorgt dafür, dass die Stimmbänder dicker werden.

Aber auch nach der Pubertät wirken sich gesteigerte Testosteronlevel noch auf die Tonlage aus.

Plastisch lässt sich das an Frau-zu-Mann-Trans-Gendern erkennen, die mit Testosteron behandelt werden. Innerhalb von 6-9 Monaten wird ihre Stimme deutlich tiefer.[14]

Bei einem männlichen Sänger wurde beobachtet, dass eine Hormonersatztherapie seine Stimmqualität verbesserte.[15]

---

[13] Dabbs und Mallinger 1999

[14] Irwig et al. 2017

[15] King et al. 2001

4. Gutes Gedächtnis und ein scharfer Geist

Männer mit hohen Testosteronwerten erzielen bessere Ergebnisse bei Test für das verbale und bildliche Gedächtnis im Vergleich zu Männern mit weniger T.[16]

Testosteron schützt die Gehirnzellen vor Schäden durch oxidativen Stress und verhindert den Abbau von Hirnmasse.[17]
Deshalb sind Gedächtnisverlust, Konzentrationsschwäche und Denkschwierigkeiten klassische Symptome von Testosteronmangel.
Und deswegen sind Männer mit niedrigen Testosteronwerten auch anfälliger für Alzheimer Erkrankungen.[18]

[16] Moffat et al. 2002
[17] Ahlbom et al. 2001; Hammond et al. 2001
[18] Hogervorst et al. 2004

5. Positive Einstellung

Eine Metastudie, die insgesamt 944 Individuen umfasste, stellte fest, dass Testosteron sich positiv auf die Stimmungslage auswirkt.[19]

Vor allem wird dieser Effekt allerdings bemerkbar, wenn es nicht mehr ausreichend zur Verfügung steht.

So lässt sich bei Männern mit niedrigem Testosteron beobachten, dass sie ängstlich und gleichzeitig reizbar werden. Eine Kombination, die wohl am besten mit zickig beschrieben werden kann, oder wenn du den wissenschaftlichen Terminus bevorzugst: Irritable Male Syndrome.

Auch Depressionen stehen in engem Zusammenhang mit niedrigen Testosteronwerten.[20]

Das macht Testosteron zu so einem beliebten Mittel bei der Hormonersatztherapie. Depressive Männer, die Testosteron verabreicht bekommen, erleben eine

---

[19] Amanatkar et al. 2014

[20] https://journals.lww.com/psychosomaticmedicine/Abstract/1999/05000/Testosterone,_Gonadotropin,_and_Cortisol_Secretion.7.aspx

signifikante Besserung der depressiven Symptome.[21]

Natürlich kann es auch auf der anderen Seite übertrieben werden. Wenn Testosteron durch Hormonersatztherapie abnormal hoch gesteigert wird, werden die behandelten Männer euphorisch, hypersexuell und sie verlieren schnell die Nerven.

Eine natürlich starke Testosteronproduktion dagegen, verbessert die Stimmung und macht entspannter.

6. **Gesteigerte Risikoaffinität**

Männer mit hohen Testosteronwerten sind risikobereiter, wenn sie die Chance haben ihren Status zu verbessern.[22]

Das ist eine spannende Erkenntnis. Denn daraus ergeben sich einige interessante Implikationen.

---

[21] Okada et al. 2014

[22] https://pdfs.semanticscholar.org/0a6a/c6f3c33dba0447c0056700c8ba45d5d64556.pdf

MBA-Absolventen mit hohen T-Werten sind geneigter, eine riskantere Karriere einzuschlagen, die dafür mehr Geld und Status verspricht.[23]
Und anhand der morgendlichen Testosteronspiegel konnte in einer Studie die Profitabilität von Brokern vorausgesagt werden.[24]
Große Gewinne können nur mit einer gewissen Risikobereitschaft erzielt werden und wer bereit ist, diese Risiken einzugehen hat auch die größere Chance zu gewinnen.
Natürlich gibt es auch die andere Seite: Wer ein Risiko eingeht, hat auch eine größere Wahrscheinlichkeit zu verlieren, als jemand, der kein Risiko eingeht. Zumindest kurzfristig. Denn wer keine Risiken eingeht, wird langfristig ein miserables Leben führen.
Klar, du kannst auf der Couch bleiben und nicht das Risiko eingehen dich beim Sport zu verletzen. Aber langfristig, schadet dir diese Entscheidung.

---

[23] Sapienza et al. 2009
[24] Coates und Herbert 2008

Oder du kannst das Risiko zwar vermeiden abgewiesen zu werden, aber dann wirst du auch seltener befördert werden, als jemand der es nicht scheut und seinen Chef danach fragt.
Denn ohne Risiko kein Fortschritt. Jede neue Handlung und jede Entscheidung unter Unsicherheit beinhaltet ein gewisses Risiko. Nur so sind wir Menschen wohl auch zu der dominanten Spezies geworden, die wir sind.

7. Breitere Statur

Genauso wie bei der Fettverbrennung ist auch die Beziehung zwischen Muskelaufbau und Testosteron ein sich selbst verstärkender Kreislauf.
Je höher dein Testosteronspiegel, desto schneller kannst du Muskeln aufbauen und je mehr Muskeln du hast, desto höher sind deine T-Werte.
In einer Studie verbesserte sich die Kraft, Muskelmasse und Ausdauer von Teilnehmern, die Testosteron verabreicht bekamen.[25]

---

[25] Bhasin et al. 2001

Testosteron regt die Proteinsynthese an und ermöglicht so die Proteinaufnahme in den Muskeln.[26] Natürlich sind hier ohne Training keine Wunder zu erwarten.

Aber, wenn du deinen Testosteronspiegel auf natürliche Weise steigerst, wird es dir leichter fallen mit Krafttraining eine breitere Statur in kürzerer Zeit aufzubauen.

8. Gesteigerte Libido

Ein gesteigerter Sexdrive ist wohl das berühmteste Zeichen für viel Testosteron.[27]

Und auch hier macht sich diese Funktion von Testosteron vor allem bemerkbar, wenn es fehlt. So führt ein Testosteronmangel unweigerlich zu Libidoverlust und erektiler Dysfunktion.[28]

Dein Testosteron am oberen Ende der Skala zu halten, ermöglicht dir ein erfülltes Sexleben – auch im Alter.

---

[26] Griggs et al. 1989
[27] Travison et al. 2006
[28] Schiavi et al. 1991

9. Dominantes Verhalten und kompetitiver Antrieb

Hohe Testosteronwerte zeichnen im Tierreich das Alphamännchen aus.

Auch bei Menschen neigen Männer mit einem hohen T-Spiegel dazu, Verhaltensweisen zu zeigen, die einem höheren Status entsprechen.[29]

Und das ist dominantes Verhalten. Auch hier entsteht dadurch ein sich selbst verstärkender Zyklus: Testosteron fördert dominantes Verhalten und dominantes Verhalten erhöht den Testosteronspiegel.

Wenn du dich eher als Mitläufer, denn als Anführer siehst oder du eher ein Fähnchen im Wind bist, an statt zielstrebig deinen Träumen zu folgen, dann sind das Punkte, an denen du arbeiten kannst, um diesen Kreislauf für dich zu nutzen.

Bei Primaten, wie auch bei anderen Tieren wurde beobachtet, dass bei einem Männchen, das an Status gewinnt, die Testosteronwerte steigen.[30] Sobald sich

---

[29] Mazur und Booth 1998

[30] http://psycnet.apa.org/record/1972-22400-001

seine Rolle innerhalb der Gruppe verändert, ziehen seine Hormone nach und verstärken so Verhaltensweise, die seine neue Position bekräftigen.
Dabei geht es vor allem darum, selbst das **Gefühl zu haben**, der eigene Status sei gestiegen. Also um das persönliche Empfinden.
Denn der Testosteronspiegel erhöht sich schon, wenn man sich vorstellt eine höhere soziale Position inne zu haben.

So sollten sich in einem Experiment die Teilnehmer in ein Rollenspiel hineindenken: Sie haben sich vorgestellt sie seien der Boss in einem Unternehmen und müssten einen Angestellten feuern. Schon durch diesen Prozess stiegen die Testosteronwerte signifikant an.[31]
Aber sozial dominante Verhaltensweisen, die durch Testosteron gefördert werden, bedeuten eben nicht zwangsläufig auch aggressive oder dominierende (andere runtermachen) Handlungen.

---

[31] https://gizmodo.com/you-can-raise-your-testosterone-levels-just-by-acting-a-1740178167

So fand eine Studie mit Jungen heraus, dass diejenigen, die von ihren Kameraden als sozial dominant eingestuft wurden, auch einen höheren T-Spiegel hatten.
Aber: Die Jungs, die physische Aggressionen gegenüber anderen gezeigt haben, hatte niedrigere Testosteronwerte.[32]
Testosteron korreliert eher mit sozialem Erfolg als mit Aggressionen im Allgemeinen. Aggressionen und Testosteron scheinen dann eine gewisse Korrelation aufzuweisen, wenn der soziale Status bedroht ist.
Testosteron verstärkt dominantes Auftreten und die Erhöhung deines wahrgenommenen Status steigert dein T. Wenn du die Dinge im Leben änderst, die dich unzufrieden machen, also nach deinen Maßstäben einen höheren Status erlangst, dann steigt auch dein Testosteron und gibt dir noch mehr Antrieb voranzukommen.
Gleichzeitig entsteht ein sogenannter „Gewinner-Effekt".

[32] https://www.jaacap.org/article/S0890-8567(09)63635-2/fulltext

Der beschreibt das Phänomen, wenn persönliche Erfolge ein inneres Feuer entfachen, das durch weitere Erfolge genährt werden will.
Dieses Feuer entsteht durch einen Anstieg von Testosteron, wenn Hindernisse überwunden, persönliche Bestmarken aufgestellt und Zielen erreicht werden.
Das macht wiederum fokussierter und aggressiver, um auch das nächste Ziel zu erreichen.
So macht jeder Erfolg den nächsten Erfolg noch wahrscheinlicher.
Aber, wie bei der Risikoaffinität, gibt es auch hier eine Schattenseite: Wenn es übertrieben wird, dann werden die eigenen Fähigkeiten überschätzt.
So gibt es auch Theorien, die Krisen, die durch Spekulationsgeschäfte entstehen mit Testosteron in Verbindung bringen.

Kapitelzusammenfassung

Testosteron ist ohne Zweifel das Hormon, das Männer zu Männern macht. Es führt zu dominanterem

Auftreten, stärkerer Durchsetzungskraft und gesteigertem Selbstbewusstsein.
Aber das ist nur an der Oberfläche.
Testosteron nimmt ebenso Einfluss auf deine mentale, emotionale und physische Gesundheit.

1.3 Testosteron Primer

Testosteron ist ein Sexualhormon, das sowohl Männer als auch Frauen produzieren.
Die Synthese umfasst eine Kaskade von biochemischen Prozessen, die nacheinander ablaufen. Wir halten es hier kurz, um keine alten Chemieunterricht-Traumata zu wecken:
Der Hypothalamus im Gehirn gibt die Produktion vor. Er setzt das "gonadotropin releasing hormone" (GnRH) frei.
GnRH stimuliert die "Hypophyse". Das ist eine etwa erbsengroße, endokrine Drüse. Sie setzt anschließend zwei Sexualhormone frei: Das luteinisierende Hormon (LH) und das follikelstimulierendes Hormon (FSH).

Nachdem die Hypophyse LH und FSH in die Blutlaufbahn freigibt, gelangen diese zu den Leydig-Zellen. Das sind die wichtigsten interstitiellen Zellen des Hodens.

In den Leydig-Zellen startet FSH die Spermatogenese, während LH die Testosteron-Synthese anregt. Ein komplexer Prozess, bei dem Cholesterin (hier bereits schon Pregnenolon) zu Testosteron weiterverarbeitet wird.

Glückwunsch, nun befindet sich fertiges Testosteron in den Leydig-Zellen und es wird in den Blutkreislauf abgegeben.

Das frisch produzierte Testosteron ist erstmal als sogenanntes „freies Testosteron“ im Körper unterwegs.

Das ändert sich, sobald die Leber das “Sexualhormon-bindendes Globulin” (SHGB) produziert.

Der Großteil des freien Testosterons (95%-98%) wird an SHGB oder Albumin gebunden. Das jetzt gebundene Testosteron kann die Zellen und Androgen-Rezeptoren nicht mehr effektiv erreichen.

Das bedeutet, dass das meiste Testosteron nicht aktiv ist. Je mehr SHGB du im Blutkreislauf hast, desto weniger Testosteronmoleküle sind wirklich bioverfügbar.
Das übrige freie Testosteron kann im Körper aktiv werden und wartet darauf, an die Rezeptoren gebunden zu werden. Dieser Schritt ist entscheidend. Denn wenn deine Androgenrezeptordichte gering ist (=du hast „zu wenige"), oder sie nicht richtig funktionieren, kann das Testosteron seine Wirkung nicht entfalten.

Erst beim Androgenrezeptor passiert die eigentliche Magie.
Wenn das Testosteron an den Androgen-Rezeptoren gebunden ist, verändert dieser seine Struktur so, dass er in den genetischen Code (DNA) eingreifen kann. Daraufhin werden die eigentlichen Effekte von Testosteron aktiv (und sichtbar).
Wenn dieser Vorgang sich zum Beispiel im Muskelgewebe abspielt, erhöht sicher die Protein-Synthese

und das Muskelwachstum. Wenn dies in deinem Gesicht passiert, erhöht sich das Bartwachstum und die Knochenstruktur wird markanter.

Das ist natürlich stark vereinfacht, aber es gibt dir eine Idee davon, wie der Prozess abläuft.

Der Testosteronspiegel ändert sich stündlich und ist für gewöhnlich morgens am höchsten. In den 20er bis 30er Jahren eines Mannes erreicht er sein Maximum und fällt dann kontinuierlich ab Anfang oder Mitte 30 ab.
Für Männer ist die Bedeutung dieses Hormons wesentlich größer als für Frauen. Es ist das Hormon, das dafür sorgt, dass sich ein Junge zu einem Mann entwickeln kann. Am deutlichsten sehen wir Testosteron in Aktion in der Pubertät: Die Geschlechtsorgane wachsen, die Körperbehaarung nimmt deutlich zu, die Stimme wird tiefer und es bestimmt den Sexdrive. Außerdem sorgt es für verstärktes Muskelwachstum und die Zunahme von Kraft und Energie.

Aber nicht nur bei Teenagern sieht man die Wirkung von Testosteron ganz deutlich. Als Erwachsene spüren wir seinen Effekt vor allem dann, wenn es eben nicht mehr ausreichend vorhanden ist. Müdigkeit, Verlust der Libido, Erektionsprobleme, Schlafstörungen etc. sind die Folge.

Wie hoch sollte nun der Testosteronspiegel sein?
Die Normwerte sehen folgendermaßen aus:

Normwerte Gesamt-Testosteron (µg/l):

- Frauen (>18 Jahre): 0,15-0,55
- Männer (>18 Jahre): 3,5-9,0

Normwerte freies Testosteron (pg/ml):

- Frauen (18-39 Jahre): < 2,57
- Frauen (40-59 Jahre): < 2,03
- Frauen (60-80 Jahre): < 1,55
- Männer (18-39 Jahre): 8,8 – 27,0
- Männer (40-59 Jahre): 7,2 – 23,0

- Männer (60-80 Jahre): 5,6 – 19,0[33]

Normal heißt allerdings nicht optimal. Da zudem das freie Testosteron schwierig zu messen ist, aufgrund seiner geringen Konzentration (lediglich 2-3% des Gesamttestosterons) wird häufig nur der Gesamtwert bestimmt. Und dieser ist nicht notwendigerweise sehr aussagekräftig, da es eben nur in seiner freien Form vom Körper effizient verwertet werden kann.

Außerdem hängt es sehr stark von der einzelnen Person ab, welcher Wert optimal ist. Verallgemeinernd kann man aber sagen, dass du Werte am oberen Ende der Normskala anstreben solltest. Also Werte von 5 µg/l aufwärts.

Deine Ernährung wirkt sich auf jeden einzelnen Schritt in diesem Prozess aus.
Sie bestimmt wie viel Testosteron dein Körper produzieren kann, sie bestimmt wie viel Testosteron an das SHGB gebunden wird und sie bestimmt wie gut

[33] http://www.laborlexikon.de/Lexikon/Infoframe/t/Testosteron.htm

Testosteron über die Androgenrezeptoren verwertet werden kann.

Stimmt eins dieser Puzzelteilchen nicht, dann sabotierst du dich selbst.

Es ist gut erforscht, wie eine testosteronoptimierte Ernährung aussehen sollte.
Die Prinzipien davon schauen wir uns im nächsten Kapitel an.

2 Die ersten Schritte und Herausforderungen

Die Ernährungsweise in diesem Buch ist dafür gemacht, deine Energie und deine Hormonproduktion besser anzuregen, als irgendeine andere Diät, die du bis hierhin getestet hast.

Doch bevor wir tief in die Materie einsteigen, müssen wir einige Herausforderungen adressieren.

Sie sind gewissermaßen die Basis, damit dieses Programm funktioniert und seine Wirkung voll entfalten kann.

2.1 Übergewicht loswerden

Übergewicht ist der Testosteronkiller Nr.1
Überschüssiges Körperfett produziert das Aromatase-Enzym, das Testosteron in Östrogen umwandelt.

Wenn dein Körperfettanteil über 15% liegt, ist das deine erste Baustelle.

Die Ernährunsgweise, die ich dir gleich vorstelle wird dir helfen Fett zu verbrennen.

Aber in diesem Kapitel zeige ich dir zusätzlich eine gezielte „No-Bullshit-Anleitung“, zum Abnehmen.
Es braucht dafür keine wilden Diäten, spezielle Nahrungsmittel oder sonst irgendwelche Yedi-Tricks.

Denn die Wissenschaft dazu steht fest. Doch Onlinegurus wollen nicht, dass du die Wahrheit dazu kennst. „Abnehmen“ ist ein riesiger Markt. Doch die Prinzipien, die zum Abnehmen nötig sind, sind immer die gleiche.

Keine Methode funktioniert ohne diese Prinzipien.
Und alle funktionierenden Methoden brauen auf den Prinzipien auf.

Wovon rede ich?

Vom Prinzip der Energiebalance.

Es besagt: Wenn du mehr Kalorien isst, als du verbrennst, nimmst du zu. Wenn du weniger Kalorien isst, als du verbrennst, nimmst du ab. Es geht nur um die Kalorien.

Das ist das ganze Geheimnis.

Du musst keine Kohlenhydrate eliminieren, du musst nicht auf Fett verzichten, du musst nicht mal auf Süßkram verzichten, wenn du es richtig machst.

Beim Abnehmen geht es nur um die Energiebalance. Und die Wissenschaft bestätigt diesen Fakt wieder und wieder.[34]

Natürlich gibt es einige kleine Tricks, um den Prozess zu beschleunigen, aber am Ende zählt es, ob du mehr Kalorien verbrennst, als du aufnimmst.

Um das zu Beweisen hat der Professor Mark Haub ein beeindruckendes Experiment am eigenen Körper

---

[34] Astrup et al. 2004; Farnsworth et al. 2003; Golay et al. 1996; Leibel et al. 1992; Luscombe-Marsh et al. 2005; Merimee et al. 1976; Parker et al. 2002; Sargrad et al. 2005

gewagt. Für 2 Monate ernährte er sich nur von Twinkies, Müsliriegeln, Donuts, Dorito Chips und anderen Süßigkeiten. Er nahm 13 Kilogramm ab. Sein Körperfettanteil fiel von 33,4% auf 24,9%. Du fragst dich jetzt, wie das möglich sein kann?
Auch wenn er nur Süßkram aß, stellte er sicher, dass er jeden Tag nicht mehr als 1800 Kalorien zu sich nahm. Dadurch entstand ein Kaloriendefizit. Trotz Süßigkeiten verbrannte er mehr Kalorien, als er aß.[35]

Natürlich heißt das nicht, dass du nur noch Chips und Oreos essen sollst um abzunehmen. Jedenfalls nicht, wenn du beim Abnehmen noch bei optimaler Gesundheit bleiben willst und nebenbei noch deine Hormonproduktion hochfahren möchtest.
Wie es dir mit 100% Sicherheit abzunehmen und gleichzeitig deine Hormonproduktion zu unterstützen schauen wir uns jetzt an!

---

[35] http://edition.cnn.com/2010/HEALTH/11/08/twinkie.diet.professor/

Schritt 1: Finde heraus, wie hoch dein täglicher Energieverbrauch ist

Dafür kannst du einen Onlinerechner benutzen, wie diesen: https://tdeecalculator.net/

Natürlich handelt es sich dabei nur um eine annähernde Kalkulation. Jeder Mensch ist unterschiedlich. Aber du bekommst dennoch eine gute Vorstellung.

Was sagt dir der Rechner? TDEE sagt dir, wie viel Kalorien du durchschnittlich am Tag verbrennst.

Lass uns das an einem Beispiel anschauen, damit es leichter verständlich wird:

Bei unserer Testperson handelt es sich um einen 30 Jahre alten Mann, 180cm groß und 80kg schwer mit einem Büroalltag.

Der Rechner sagt uns jetzt, dass der durchschnittliche Tagesverbrauch (Maintenance Calories) bei 2136 Kalorien liegt. Das bedeutet, wenn dieser Mann jeden Tag mehr isst als das, dann nimmt er zu. Wenn

er für längere Zeit weniger isst als das, dann nimmt er ab.
Einfach.

Je weiter du die Kalorien unter den durchschnittlichen Tagesverbrauch senkst, desto schneller nimmst du ab.
Das bedeutet allerdings nicht, dass du versuchen solltest, so niedrig wie möglich zu gehen. Dadurch entstehen Probleme. Dein Körper wechselt in eine Art Überlebensmodus, die Hormonproduktion wird eingeschränkt und klassische Diätsymptome wie Reizbarkeit und emotionale Instabilität treten auf.

Manchmal ist der etwas langsamere Weg der bessere.

Schritt 2: Setze dir ein Ziel

Ohne ein Ziel weißt du nicht, wohin es gehen soll.
Lege genau fest wie viele Kilos du verlieren willst, oder welchen Körperfettanteil du erreichen möchtest.

Schritt 3: Bestimme deine tägliche Kalorienzufuhr

Du weißt jetzt wie hoch dein durchschnittlicher Kalorienverbrauch über den Tag ist und du hast ein Ziel. Damit kannst du bestimmen, wie hoch dein Kaloriendefizit sein soll, um dein Ziel zu erreichen.

Je größer das Defizit, desto schneller nimmst du ab. Aber ein zu großes Defizit bringt deine Hormone durcheinander und verlangsamt den Stoffwechsel. Dadurch arbeitet der ganze Körper ineffizient.

Um 0,5-1kg Körperfett pro Woche zu verlieren musst du *jeden Tag* ein Kaloriendefizit von 200-300 Kalorien erzeugen.[36]

Das ist meiner Meinung nach ein ausreichendes Kaloriendefizit um abzunehmen, aber nicht zu stark, um hormonelle Probleme zu verursachen.

---

[36] Hall 2008b

Schritt 4: Alles messen und aufschreiben

Jetzt beginnt die Arbeit. Du musst sicherstellen, dass du in einem Kaloriendefizit bist. Auch wenn du denkst, dass du gut im Schätzen bist und schon ungefähr weißt wie viel Kalorien du gegessen hast! Beziehungsweise gerade dann.

Das ist der Punkt, an dem Abnehmversuche scheitern.

Denn wir essen wesentlich mehr, als uns bewusst ist.

Um wirklich zu wissen, wie viele Kalorien du aufnimmst, musst du alles aufschreiben, was du isst und trinkst. Aber auch wie viele Kalorien du verbrennst durch Training

Kurz: Du musst deinen täglichen Energiehaushalt kennen.

Glücklicherweise ist das heutzutage einfacher denn je.

Lade dir die MyFitnessPal-App runter. Dort sind so gut wie alle Lebensmittel eingespeichert. Du musst

nur noch die Menge eingeben, die du von einem bestimmten Nahrungsmittel gegessen hast und die App zählt deine Kalorien.
Auch verschiedene Trainingseinheiten können eingetragen werden.

Deine Ziele kannst du ebenfalls gleich mit einspeichern.

Schritt 5: Wiege dich jeden Tag

Um sicher zu gehen, dass du Fortschritte machst, musst du nicht nur dein Essen messen, sondern auch dich!
Das sollte das erste sein, was du am Morgen machst, wenn du das Badezimmer verlässt.

Aufgrund von Wassereinlagerungen und verschiedenen anderen Faktoren sind einzelne Messergebnisse nicht besonders aussagekräftig. Erschrecke dich also nicht, falls mal ein Ausreißer dabei ist. Deshalb rechnen wir mit dem wöchentlichen Durchschnitt.

Nachdem du dich für eine Woche gewogen hast, addierst du alle morgendlichen Ergebnisse zusammen und teilst durch Sieben. Das ist dein wöchentlicher Durchschnittswert.

Und den Wert nutzt du, um Anpassungen vorzunehmen. Wenn du deinem Ziel nicht nähergekommen bist, dann reduziere die tägliche Kalorienzahl für die folgende Woche.

Wenn sich darauf die Woche Ergebnisse zeigen, dann mach weiter mit diesem neuen Defizit. Falls nicht, reduziere die Kalorien noch mehr.

Das sind die Grundlagen. Mehr musst du nicht wissen, um abzunehmen. Es ist keine Raketenwissenschaft. Wenn du daneben noch deinen Stoffwechsel optimierst, dich richtig ernährst und intermittierend fastest, dann kannst du das Ganze natürlich noch dramatisch abkürzen.

2.2 Insulinsensitivität verbessern

Wenn deine Insulinsensitivität beeinträchtig ist, bedeutet das, dass dein Körper Schwierigkeiten hat, effektiv mit Kohlenhydraten umzugehen.
Die Zellen reagieren weniger stark auf Insulin und die Glukose aus dem Blut kommt nicht mehr dort an, wo sie ankommen soll.

Schlussendlich wird sie als Fett gespeichert.
Aus diesem Grund gehen Übergewicht und Diabetes so oft Hand in Hand.

Wenn du schlank bist und eine gute Insulinsensitivität hast, dann sind Kohlenhydrate kein Problem für dich. Ganz im Gegenteil. Sie sind ein wichtiger Treibstoff.

Traurigerweise haben viele Menschen eine schlechte Insulinsensitivität.
Für diese Menschen sind hier einige schneller Tipps:

- Abnehmen! Dein Körperfettanteil sollte höchstens 15% betragen.

- Iss den Großteil deiner Kohlenhydrate nach dem Training und/oder am Abend.
- Setze großzügig Zimt ein. Insbesondere der hochwertige Ceylon-Zimt unterstützt den Körper dabei, besser mit Glukose umzugehen.
- Ergänze Alpha-Liponsäure

2.3 Verdauung verbessern

Entgegen dem weit verbreiteten Glauben bist du NICHT, was du isst.

Du bist, was du in der Lage bist zu verdauen.

Das ist ein entscheidender Unterschied.

Denn dir helfen nur die Nährstoffe weiter, die dein Körper auch tatsächlich aufnimmt. Und nicht die, die potenziell im Essen vorhanden sind.

Deine Gesundheit und der Erfolg deiner Ernährung steht und fällt mit deiner Verdauung.

Dein Immunsystem, deine Fähigkeiten Muskeln aufzubauen und Fett zu verlieren und dein allgemeines Wohlbefinden sind eng mit der Gesundheit deines Verdauungstrakts verknüpft.

Wenn deine Verdauung gestört ist, dann wirst du nicht in der Lage sein das Beste aus deinem Leben, geschweige denn dieser Ernährungsform rauszuholen.

Hier einige Tipps, die dir helfen:

- Faste jeden Tag für mindestens 16 Stunden, um deinem Verdauungsapparat Zeit zur Reinigung und Erholung zu geben.
- Vergiss die Empfehlung von „6x am Tag essen, um den Stoffwechsel in Gang zu halten". Das ist ein Mythos, der mittlerweile wiederlegt ist. Dein Stoffwechsel funktioniert genauso gut mit zwei Mahlzeiten am Tag.
- Ergänze mit Probiotika.
- Iss täglich fermentierte Lebensmittel, wie Sauerkraut, Kefir, Blauschimmelkäse, Kimchi etc.

- Nimm etwas Apfelessig zu deinen Mahlzeiten ein
- Iss weniger Hülsenfrüchte und Nüsse
- Kaue dein Essen öfter, bevor du es runterschluckst
- Trinke nicht während des Essens. Dadurch wird die Magensäure verdünnt.
- Du kannst die Magensäure anregen, indem du 20 Minuten vor deinem Essen etwas Zitronensaft trinkst.

3 Testosteronoptimierte Ernährung

3.1 Allgemeine Richtlinien

Genug Kalorien für genug Testosteron

Dein Körper ist ein äußerst cleveres Gebilde.

Seine Biologie ist, wie jeder Organismus, auf ein großes Ziel ausgelegt: Überleben.

Er tut alles, um dich am Leben zu halten und seine Ressourcen so einzusetzen, dass du am längsten durchhältst.

Wenn du über einen längeren Zeitraum in einem Kaloriendefizit bist (das heißt du verbrennst mehr Kalorien, als du zu dir nimmst) dann denkt dein Steinzeithirn, dass du in kärglichen Zeiten lebst.

Es schränkt bestimmte Funktionen ein, die nicht lebensnotwendig sind, um deine knappen Ressourcen für dein Überleben zu reservieren. Darunter auch einige reproduktive Prozesse. **Die Testosteronproduktion wird Stück für Stück runtergefahren.**[37]

[37] Röjdmark 1987

Körperfettanteil >15%? Weniger Kalorien für mehr Testosteron

Doch ganz so einfach ist es natürlich nicht.

Denn überschüssiges Körperfett ist hormonell aktiv.

Es aktiviert ein Enzym mit dem Namen Aromatase.

Dieses Enzym hat eine äußerst unattraktive Eigenschaft: **Es wandelt Testosteron in Östrogen um**.[38]

Je mehr überschüssiges Bauchfett du hast, desto mehr Aromatase wird produziert, desto mehr Testosteron wird in Östrogen umgewandelt, desto schneller nimmst du zu.

Es entsteht ein Teufelskreis.

Um den schnellstmöglich zu unterbinden, gilt es, den eigenen Körperfettanteil auf unter 15% zu bringen. 8 12% sind für die Testosteronproduktion optimal. (Zur Erinnerung: Zu wenig (unter 8%) ist ebenso schädlich, denn dann wechselt dein Körper wieder in den „Überlebensmodus".)

Um abzunehmen brauchst du allerdings das gerade angesprochene Kaloriendefizit. Du musst weniger Kalorien essen, als du verbrennst, um abzunehmen.

---

[38] https://www.endocrine-abstracts.org/ea/0007/ea0007p60.htm

Und auch wenn das Defizit langfristig nicht günstig für deine Hormone ist, ist der Effekt des schwindenden Bauchfetts (und damit die reduzierte Aktivität des Aromatase-Enzyms) trotzdem vorteilhafter. Die Vorteile überwiegen in diesem Fall die Nachteile. Wie genau du effektiv abnimmst, ohne dass du deine Hormone und deinen Stoffwechsel sabotierst, erkläre ich dir später in diesem Buch.

Richtlinien zu Makronährstoffen

Heutzutage ist es im Trend immer mal wieder einen Nährstoff zu verteufeln. Früher war es Fett, momentan sind es die Kohlehydrate.

Studie um Studie beweist allerdings, dass ein Verzicht auf einen dieser Nährstoffe sehr negative Auswirkungen auf den Testosteronspiegel hat. Denn gerade Fett und Kohlehydrate sind entscheidend für eine optimale Testosteronproduktion.

Hier einige wissenschaftliche Ergebnisse:

- Forscher fanden heraus, dass das Stresshormon Cortisol stark Anstieg bei Männern, die trainierten und eine sogenannte „low-carb-Diät“ verfolgten. Also die wenig bis keine Kohlenhydrate essen. Und ein unnatürlich hoher Cortisolspiegel behindert die Testosteronproduktion.[39] Cortisol wird aus den gleichen Bausteinen wie Testosteron hergestellt. Wenn der Körper zu viel davon produzieren muss, fehlen für die T-Herstellung die Bausteine. Außerdem zerstört überschüssiges Cortisol das freie Testosteron in den Hoden, bevor es überhaupt in den Blutkreislauf gerät.

- In einer Studie, wurden Männer in zwei Gruppen eingeteilt. Die eine Gruppe befolgte eine Diät mit hohem Kohlenhydrat und niedrigem Eiweiß Anteil und die andere, eine Diät mit hohem Eiweiß- und niedrigem Kohlenhydrat-Anteil. Fett und Kalorien waren in beiden Gruppen gleich. Nach 10 Tagen war das Ergebnis, dass die erste Gruppe,

[39] Gleeson und Bishop 2000

die einen hohen Kohlenhydrate Anteil bekommen hatte, deutlich mehr freies Testosteron im Blut aufwies, niedrigere SHBG Werte hatte und einen niedrigeren Cortisolspiegel verzeichnen konnte, als die Gruppe, die viele Proteine, aber wenig Kohlenhydrate gegessen hatte.[40]

- Forscher haben festgestellt, dass eine Ernährung mit hohen Anteilen an gesättigten Fettsäuren und einfach-ungesättigten-Fettsäuren die Testosteronwerte drastisch erhöht.[41]
- Die Testosteronwerte von Vegetariern und Veganern sind tendenziell deutlich niedriger, als die von Menschen, die Fleisch und Fisch essen. Es wird angenommen, dass das vor allem daran liegt, dass Veganer/Vegetarier deutlich weniger Fett essen als Fleischesse

[40] Anderson et al. 1987
[41] Volek et al. 1997

und die Fette, die sie essen sind vor allem mehrfach-ungesättigte-Fettsäuren zu sich nehmen, als gesättigte und einfach-ungesättigte Fettsäuren.[42] Wenn man es richtig anstellt, kann man allerdings auch als Vegetarier oder Veganer sehr hohe Testosteronlevels erreichen. Dazu später mehr.

Was ergeben sich aus diesen Ergebnissen für Schlussfolgerungen?

Es sind vor allem die richtigen Kohlehydrate und die richtigen Fette relevant. Eiweiß ist im Gegensatz zu den anderen beiden Makronährstoffen nicht so entscheidend für eine starke Testosteronproduktion.

---

[42] Howie und Shultz 1985

3.2 Kohlenhydrate

Kohlenhydrate gehören neben Fett und Eiweiß zu den Hauptnährstoffen oder Makronährstoffen. Sie können verschiedenen Gruppen zugeordnet werden. Da gibt es Einfachzucker, das sind Kohlenhydrate bzw. Zucker, die nur aus einem Baustein bestehen. Für unsere Zwecke sind die wichtigsten Kohlenhydrate dieser Kategorie Glukose (Traubenzucker, Dextrose) und Fruktose (Fruchtzucker). Dann gibt es noch Disaccharide, also Zweifachzucker. Sie enthalten zwei Zuckerbausteine. Der herkömmliche Haushaltszucker gehört bspw. zu dieser Kategorie, da er zu 50% aus Glukose und zu 50% aus Fruktose besteht. Auch der Milchzucker Laktose zählt in diese Kategorie, denn er besteht aus Glukose und Galaktose.

Mehrfachzucker oder Oligosaccharide bestehen aus 3-9 Zuckerbestandteilen.

Und zu guter Letzt gibt es noch die Polysaccharide, oder Vielfachzucker, die aus 10 und mehr Bausteinen bestehen. Das sind die Kohlenhydrate, die auch „komplexe Kohlenhydrate“ genannt werden und dazu gehören Vollkornprodukte, Kartoffeln, Haferflocken etc.

Letztendlich werden allerdings alle Arten von Kohlenhydrate in ihre kleinsten Bestandteile aufgebrochen und als Einfachzucker weiterverarbeitet. Bei Polysacchariden dauert dieser Prozess länger, bei Einfachzuckern geht es schneller.
So enden auch Vollkornprodukte als Glukose im Blut. Wenn wir Kohlenhydrate essen wird Insulin ausgeschüttet und dieses Hormon schließt die Zellen auf, damit Glukose in die Zellen eintreten kann, um ihnen Energie zu liefern.

Kohlenhydrate übernehmen viele Funktionen im Prozess der Testosteronproduktion. Sogar die Neuronen im Gehirn, die das „Releasing Hormone“ (GnRH) freisetzen, das den ganzen Prozess anstößt, richten sich nach dem Blutzuckerspiegel.[43]

---

[43] Roland und Moenter 2011

Das Medikament Diazoxide, das die Ausschüttung von Insulin unterdrückt und so die Aufnahme von Glukose in den Zellen verhindert, ist dafür bekannt sowohl freies, als auch Testosteron insgesamt zu senken.[44] Ein weiterer Beweis dafür, wie wichtig Kohlenhydrate für die T-Produktion und Verwertung sind.

Athleten wissen seit Langem, dass Kohlenhydrate wichtig sind für ihre Performance. Und Studien zeigen sehr deutlich, dass Kohlenhydrate wichtig sind, um den Stress durch das Training zu senken und Testosteron zu erhöhen.

Lane et al. führten beispielsweise eine Studie durch, bei der sie ihre Teilnehmer in zwei Gruppen aufteilten:

- Gruppe 1: Niedrigere Menge an Kohlenhydraten (30% der Gesamtkalorien)
- Gruppe 2: Höhere Menge an Kohlenhydrate (60% der Gesamtkalorien)

---

[44] Pasquali et al. 1995

Die Teilnehmer sollten 3 Tage intensiv trainieren und anschließend einen Tag ruhen. Die Individuen aus Gruppe 2 hatten anschließend signifikant höhere Testosteronwerte und niedrigere Cortisolwerte (Cortisol ist das Stresshormon).[45]

Wir können festhalten: Kohlenhydrate sind nicht der Teufel in Nahrungsgestalt. Ganz im Gegenteil. Sie übernehmen wichtige Funktion bei der Hormonproduktion und sind nicht grundlos die favorisierte Energiequelle des Körpers.

ABER: Nicht alle Kohlenhydrate sind gleich gut.
In den westlichen Ländern nehmen wir Kohlenhydrate vor allem in Getreideform auf: Müsli, Brot, Pizza oder Pasta. Diese bestehen häufig aus Roggen, Weizen, Gerste oder Dinkel. Das Problem mit diesen Getreidesorten ist allerdings, dass sie Gluten enthalten. Nach aktuellem Forschungsstand steigert Gluten

[45] Lane et al. 2010

den Prolaktinanteil im Blut. Und das kann sich negativ auf die Testosteronproduktion auswirken.[46]

Das bedeutet für dich: Die besten Kohlenhydrate für die hormonelle Gesundheit stammen aus Kartoffeln, Süßkartoffeln, Kürbissen, Möhren, Obst, frisch gepresster Obstsaft und weißem Reis. Und auch Haushaltszucker im Kaffee wird dich nicht umbringen. Dazu später mehr im Kapitel zum Stoffwechsel.

Etwa 40-50% deiner täglichen Kalorien solltest du über Kohlenhydrate aufnehmen.

[illegible] Fette

Steroidhormone, wie auch Testosteron können nur mit Fett produziert werden.
Aber nicht irgendein Fett.
Es müssen die „richtigen Fette“ sein. Und das sind gesättigte Fettsäuren, bzw. einfach ungesättigte Fettsäuren.

---

[46] Fanciulli et al. 2004

Ich weiß, die Werbung will uns weis machen, dass Margarine und all die anderen stark verarbeiteten, pflanzlichen Öle wie Sonnenblumenöl, Rapsöl, Sojaöl und Distelöl super gesund sind. Aber das ist Marketing und sonst nichts.

Diese Art von Fetten essen wir erst seit ein paar Hundert Jahren, weil ein hoher Verarbeitungsaufwand nötig ist, um aus diesen Pflänzchen genug Öl zu gewinnen. Sie müssen industriell hergestellt werden.

Wie kann man also behaupten, dass diese Fette natürlich für uns Menschen sein sollen?

99,99% der Menschheitsgeschichte haben wir vorwiegend gesättigte und einfach-ungesättigte Fettsäuren zu uns genommen. Mehrfach-ungesättigte Fettsäuren nur in Maßen. *Nicht umgekehrt.*

Weil dieses Fettsäuren-Verhältnis in der Natur viel natürlicher auftritt.

Und du musst nicht nur meinen Anekdoten Glauben schenken, sondern es gibt auch Studien dazu.

Gesättigte und einfach ungesättigte Fettsäuren steigern Testosteron. Mehrfach ungesättigte Fette unterdrücken es. Sie sorgen für Entzündungen, weil sie biochemisch eine instabile Struktur haben und im Körper ranzig werden (Dieser Prozess nennt sich lipide Peroxidation).[47]

Zudem enthalten gesättigte Fettsäuren konkrete Bausteine der Testosteronproduktion: Cholesterin. Falls du noch denkst, dass Cholesterin nichts anderes als die Wurzel allen Übels ist, dann lies dir diesen kurzen Exkurs durch:

Exkurs zu Cholesterin

Bis heute wird den gesättigten Fettsäuren noch nachgesagt sie seien ungesund, während die mehrfach-ungesättigten Fettsäuren als die besseren Fette gelten. Das ist durch aktuelle Studien allerdings klar wiederlegt. Gerade die gesättigten Fettsäuren sind entscheidend für unsere Gesundheit. Die Lebensmittel, die reich an gesättigten Fettsäuren sind, enthalten die größten Mengen der so wichtigen fettlöslichen Vitamine. Zum Beispiel Butter, Eier und rotes Fleisch. Die Herkunft spielt dabei natürlich eine

[47] https://en.wikipedia.org/wiki/Lipid_peroxidation

Rolle. Gerade beim Fleisch sollte darauf geachtet werden, dass es mindestens ein Biosiegel trägt.

Es geistert immer noch der Mythos umher, dass gesättigte Fettsäuren die Arterien verstopfen.

Diese These wurde von einem Forscher im Jahre 1962 aufgestellt. In seiner berühmten Seven-Country-Study untersuchte Ancel Keys die Essgewohnheiten verschiedener Völker und kam zu dem Schluss, dass gesättigte Fettsäuren der Grund für die größere Häufigkeit an Herz-Kreislauferkrankungen bis hin zum Herzinfarkt in der westlichen Welt sind. Er hatte die Daten von 23 Ländern vorliegen, aber wählte sorgfältig die sieben für seine Studie aus, die ins Bild passten. Die Daten der Gruppen, die diese These widerlegten, ließ er weg. Ein Beispiel dafür sind die Maja, die extrem viel rotes Fleisch essen und dennoch eine ausgezeichnete Herz-Kreislauf-Gesundheit genießen.

Trotzdem begannen zahlreiche Ärzte und Gesundheitsberater davon abzuraten Fett zu essen, um vor

Herzkreislauf-Erkrankungen zu schützen. Und das kann zu einem gefährlichen Eigentor werden. Denn gerade, wenn es um den Aufbau und die Erhaltung unserer kardiovaskulären Gesundheit geht, sind die fettlöslichen Vitamine K2 und D entscheidend. Und diese finden sich vor allem in gesättigten Fetten, wie Butter, Kokosnussöl und Fleisch von grasgeweideten Rindern. Vitamin K arbeitet eng mit Vitamin D zusammen und im Team kümmern sie sich darum, dass Calcium, das mit der Nahrung aufgenommen wird, dort im Körper gelagert wird, wo es benötigt wird. Also vor allem in den Zähnen und den Knochen. Wenn wir mangelhaft mit diesen Vitaminen versorgt sind, dann tritt der gefürchtete Fall ein, dass sich Calcium an Stellen sammelt, an denen wir es nicht haben wollen. In den Arterien.

Der Grund warum angenommen wurde, dass gesättigte Fettsäuren schädlich sind, ist der, dass sie den Cholesterinspiegel erhöhen. Diese hartnäckige These wird von modernen Studien allerdings nicht unterstützt. Das Cholesterin, das jeden Tag im Körper unterwegs ist, wird zu 75% vom Körper selbst produziert.[48]

Das heißt nur ein Bruchteil der Menge, die wir jeden Tag brauchen, wird überhaupt durch die Nahrung zugeführt und zusätzlich kann der Körper die Menge, die er selbst produziert anpassen, wenn mal mehr Cholesterin mit der Nahrung aufgenommen wird. Das ist der Grund, warum Cholesterin aus der Nahrung nur einen sehr geringen Effekt auf den Cholesterinspiegel im Blut hat und somit nicht der ausschlaggebende Faktor für Herzinfarkte ist.

Die Studien, die einen Zusammenhang zwischen gesättigten Fettsäuren und dem Cholesterinspiegel im Blut zeigen, sind so gut wie immer kurzfristig. Von allen langfristigen Studien zu dem Thema konnte nur bei einer ein Zusammenhang gefunden werden und der war zudem sehr schwach.[49]

---

[48] https://de.wikipedia.org/wiki/Cholesterin#Biosynthese

[49] Mensink et al. 2003

Und auch wenn man den Einfluss von gesättigten Fettsäuren auf Herzkreislauferkrankungen direkt betrachtet, ist kein Zusammenhang erkennbar. Eine Meta-Studie, die ca. 350.000 Teilnehmer umfasst, hat keine Verbindung festgestellt.[50] Und auch in einer japanischen Studie, in der die Forscher über 14 Jahre 58.000 Männer untersuchten, wurde kein Zusammenhang zwischen gesättigtem Fett und Herzkreislauferkrankungen im Allgemeinen entdeckt und sogar ein positiver Effekt der Fettsäuren auf Herzinfarkte. Das heißt, die Männer, die mehr gesättigte Fette aßen, bekamen weniger wahrscheinlich einen Herzinfarkt.[51]

Natürlich reagiert jeder unterschiedlich auf bestimmte Nahrungsbestandteile und genauso ist es auch mit gesättigten Fettsäuren und es gibt bestimmte Krankheiten, die in der Tat Schwierigkeiten mit gesättigten Fetten auslösen. Aber die Angst davor, dass sie zu Herzkreislauferkrankungen führen,

---

[50] Siri-Tarino et al. 2010

[51] Yamagishi et al. 2010

ist unbegründet. Für die Testosteronproduktion sind sie sogar einer der wichtigsten Bausteine, da Testosteron aus Cholesterin hergestellt wird.

Wenn du diese Bausteine nicht mit der Nahrung zuführst, läuft deine T-Produktion mit angezogener Handbremse.

Das ist ein weiterer Grund, warum sich Veganer häufig am unteren Ende der Testosteronskala befinden. Meistens essen sie kaum gesättigte Fettsäuren und dafür reichlich mehrfach-ungesättigte. Eine Kombination, die einem täglichen Tritt in die Eier gleichkommt.

Genug der Theorie. Wo genau verstecken sich die gesunden Fette:

- Weidebutter,
- Bio-Eier,
- Fleisch von grasgeweideten Rindern,
- Kokosöl,
- Olivenöl,
- Arganöl,
- Macadamianüsse….

20-30% der Kalorien, die du täglich aufnimmst, sollten von Fetten stammen. Den Großteil sollten gesättigte und einfach-ungesättigte Fettsäuren ausmachen. Der Anteil an mehrfach-ungesättigten Fettsäuren sollte minimiert werden.

3.4 Eiweiß

Eiweiß ist von den drei Makronährstoffen die unwichtigste Komponente für die Testosteronproduktion… bevor die „Gym-Bros“ aufschreien: Ja, es ist entscheidend für die Muskelmasse und übernimmt viele wichtige Funktionen im Körper, aber wer zu viel Eiweiß isst, der sabotiert seine Hormone.

Eiweiß (=Proteine) bestehen aus unterschiedlichen Aminosäureketten. Unterschiedliche Proteinquellen (Fleisch, Kollagen, Milch, Pflanzenprotein…) haben unterschiedliche Aminosäurekombination.

Wenn eine Proteinquelle (a.k.a Nahrungsmittel) alle essenziellen (das heißt überlebenswichtigen) Aminosäuren aufweist, dann spricht man von einem „Kompletten Protein“.

Ein Proteinmangel führt ebenfalls zu niedrigeren Testosteronwerte und Verlust von Muskelmasse. Aber es braucht nicht so viel Protein, wie häufig angenommen. Schon 0,8g pro Kilogramm Körpergewicht reichen für eine gesunde Proteinsynthese.[52]

Zu viel Protein senkt Testosteron, denn

1. Fehlt Platz in der Ernährung für die wichtigen Fette und Kohlenhydrate
2. Unterdrückt zu viel Protein in der Ernährung die T-Produktion. Außerdem steigert eine Ernährungsweise mit viel Protein das Stresshormon Cortisol.[53]

---

[52] Lemon 1998

[53] Anderson et al. 1987

20-30% deiner Kalorien sollten von Proteinen stammen. Qualitativ hochwertiges Eiweiß bekommst du aus gutem Ei, Fleisch und Fisch. Wenn du Vegetarier oder Veganer bist, dann rate ich dir dringend ab, deinen Eiweißhaushalt mit Sojaprodukten zu decken. Studien haben mittlerweile eindeutig bewiesen, dass Soja negative Auswirkungen auf unsere hormonelle Gesundheit hat. Männer die zwei Wochen lang jeden Morgen Sojaprotein zu sich nahmen, wiesen danach wesentlich niedrigere Testosteronwerte und höhere Cortisolwerte auf. Abhilfe schaffen können hier Reisprotein oder Erbsenprotein. Tatsächlich ist die Bioverfügbarkeit sogar ähnlich gut, wie die des berühmten Wheyprotein, wenn man die beiden im Verhältnis 70:30 mischt.

So viel zu den Makronährstoffen.
Fehlen noch die Mikronährstoffe.

3.5 Mikronährstoffe

An der Testosteronproduktion sind allerdings auch zahlreiche Mineralien beteiligt, wie Zink, Magnesium,

Selen usw. und auch die unterschiedlichsten Vitamine. Das sind die sogenannten Mikronährstoffe. Damit du dich ausreichend mit diesen Mikronährstoffen versorgst, gilt allgemein die Regel:
Je unverarbeiteter ein Lebensmittel, desto besser. Obst und Gemüse sollten nicht vorgekocht, konserviert oder gezuckert sein. Während dieses Prozesses gehen fast alle wichtigen Mikronährstoffe verloren. Das gilt allerdings nicht nur für Obst und Gemüse. Auch ist nach diesem Prinzip ein frisches Stück Fleisch, das man selbst würzt und brät besser, als verarbeitete Fleischprodukte.
Für die optimale Nährstoffdichte ist es ratsam, Obst und Gemüse aus dem Bioladen zu kaufen und Fleisch nur von grasgeweideten Tieren vom Metzger. Natürlich ist das nicht für jeden umsetzbar. Die zweitbeste Entscheidung ist es, beim Supermarkteinkauf auf das Biosiegel zu achten.

Nicht immer gelingt es die nötigen Mikronährstoffe mit der Nahrung zuzuführen. Und durch Stress kann der Bedarf auch schnell so groß werden, dass wir ihn nicht mehr so einfach über die Nahrung decken können.

Ein weiteres Problem ist, dass die meisten Gemüse- und Obstsorten im Supermarkt eine lange Reise hinter sich haben. Sie wurden geerntet bevor sie reif waren und sind in Containern auf ihrer Schifffahrt in alle Herrenländer nachgereift. Hinzu kommt noch, dass die Böden zunehmend unfruchtbar werden und die Pflanzen sich weniger Mineralien ziehen können. Außerdem werden immer mehr Pestizide eingesetzt.

Durch all diese Faktoren sinkt der Nährstoffgehalt in Obst und Gemüse, obwohl wir eigentlich einen Mehrbedarf haben.

Es kann dementsprechend sinnvoll sein, die eigene Ernährung mit bestimmten Nahrungsergänzungsmitteln zu verbessern, um die besten Ergebnisse zu erzielen.

Mit den folgenden Mikronährstoffen sind wir in der westlichen Welt oft nur unzureichend versorgt. Ein Mangel schlägt sich allerdings sehr drastisch auf unsere Testosteronwerte nieder.

Es gilt allerdings auch nicht die Regel „viel hilft viel". Ein zu viel ist ebenso schädlich wie ein Mangel. Daher nur nach Anleitung einnehmen und auf Signale des Körpers hören.

- Vitamin D: Es ist erwiesen, dass ein Vitamin D Mangel mit niedrigen Testosteronwerten korreliert. Es wird produziert, wenn die Haut Kontakt zu Sonnenlicht hat. Leider ist das in Deutschland, Österreich und der Schweiz gerade in den Wintermonaten nicht besonders häufig der Fall. Und auch im Frühling und Herbst verpasst man einen Großteil der Sonnenstunden, während man seinem Tagesgeschäft nachgeht. Eine Ergänzung ist also sehr sinnvoll. Die Vitamine E, D, K und A sind fettlöslich. Das bedeutet, sie sollten zusammen mit einer fetthaltigen Mahlzeit eingenommen werden, um vom Körper verwertet werden zu können.
- Zink: In einer Studie, in der eine Gruppe der Teilnehmer auf eine zinkarme Diät gesetzt wurde, fiel der Testosteronspiegel nach 20

Wochen um fast 75%! Wenn du viel Sport betreibst steigt die Chance an einem Zinkmangel zu leiden, da man durch das Schwitzen Zink verliert. Eine Supplementierung kann sinnvoll sein, jedoch nicht mehr als die empfohlenen 26-30 mg elementaren Zinks pro Tag. Viele Menschen bekommen Magenschmerzen oder ihnen wird übel, wenn sie Zink auf nüchternen Magen einnehmen. Wenn du also über eine Ergänzung nachdenkst, nimm die Tablette also einer Mahlzeit ein.

Funfact: Der berühmt-berüchtigte Verführer Giacomo Casanova soll 50 Austern (sehr reich an Zink) pro Tag gegessen haben, um seine zahlreichen Konkubinen befriedigen zu können… Vielleicht war Zink sein Geheimnis?

- Magnesium: Es gibt nicht nur den Zellen Energie, verbessert die Schlafqualität und hält Herz und Knochen gesund, sondern Magnesium steigert auch die Menge an bioverfügbarem, also freiem Testosteron. Es verhält sich wie Zink, wenn es darum geht deinen Testosteronspiegel zu steigern. Wenn du einen Mangel in einem von diesen Mineralien hast, wird dein Testosteronspiegel dramatisch gesenkt. Wenn du allerdings schon ausreichend mit diesen Elementen versorgt bist, dann wird eine zusätzliche Aufnahme keinen großen Effekt haben. Durch Schwitzen geben wir jeden Tag Magnesium ab. Wenn du regelmäßig ins Fitnessstudio gehst, oder an einem sehr warmen Ort lebst, dann ist es wahrscheinlich, dass du etwas mehr Magnesium vertragen könntest. Laut einer amerikanischen Studie nehmen 70% der erwachsenen Amerikaner weniger Magnesium zu sich, als die tägliche Verzehrsempfehlung vorsieht.[54]

- Calcium: Es spielt eine wichtige Rolle, wenn es um die Ausschüttung von Neurotransmittern geht. Ganz klar ist den Forschern der genaue Zusammenhang zwischen Calcium und Testosteron noch nicht, aber Studien haben

[54] Jacka et al. 2009

gezeigt, dass insbesondere bei Krafttraining zusätzliches Calcium das freie Testosteron um 18% steigern konnte.[55] Ein zu viel an Calcium ist schädlich und sollte vermieden werden. Calciumpräparate sind wahrscheinlich die am stärksten kritisierten Nahrungsergänzungsmittel (auch wenn sie gleichzeitig die am meisten verkauften sind). Wenn du viele Milchprodukte zu dir nimmst kommst du wahrscheinlich schon auf das empfohlene 1 Gramm Calcium pro Tag. Wenn nicht, dann kann ein hochwertiges Präparat sinnvoll sein. Es ist übrigens einfach herzustellen, indem man Eierschalen abkocht, sie anschließend im Ofen bei 100 °C 10 Minuten trocknet. Danach kann man sie leicht zermahlen und als natürliches Nahrungsergänzungsmittel verwenden. Das darin enthaltene Calciumgluconat ist die natürlichste Form und kann leicht vom Körper resorbiert werden. 1 TL am Tag sollten ausreichen, um den Bedarf zu decken.

---

[55] Cinar et al. 2009

Wenn du das tust teile diesen TL auf 3 Portionen auf, die du über den Tag verteilt zu dir nimmst. Große Mengen sind schwer für den Körper aufzunehmen.

- Selen: Selen ist wichtig für den Zellschutz und hat sich auch schon als hilfreich im Kampf gegen Krebs gezeigt. Studien haben außerdem gezeigt, dass es sowohl positive Auswirkungen auf den Testosteronspiegel hat, als auch die Spermienzahl und Qualität erhöht.[56] Die Menge von Selen in Nahrungsmitteln hängt von der Selenmenge im Boden ab und die sind heutzutage leider immer Nährstoffarmer. Eine Supplementierung mit Nahrungsergänzungsmitteln ist trotzdem nicht zwingend notwendig. Der Bedarf lässt sich wie sehr gut über Paranüsse decken.
- Bor: Bor hat sich für hohe Testosteronwerte als effektivere Nahrungsergänzung erwiesen

[56] Oluboyo et al. 2012, Safarinejad und Safarinejad 2009

als die meisten kombinierten „Testosteronboostermischungen“. In der Studie, auf die ich mich schon bezogen habe, um dir die Vorteile von Rosinen ans Herz zu legen, wurden 10mg über 7 Tage verabreicht. Das Ergebnis war, dass die Testosteronwerte um starke 28% gesteigert werden konnten und gleichzeitig Östrogen um 39% gesenkt wurde. Ab 25mg wirkt Bor allerdings toxisch. Daher sollte man es nicht übertreiben.

- Kreatin: Kreatin ist eines der am besten erforschten Supplements der Sportindustrie. Über 100 Studien haben bewiesen, dass es die Kraft verbessert, dass es gesunden Massezuwachs unterstützt und dass es Erschöpfung vorbeugt. Für uns ist außerdem interessant, dass es den Testosteronspiegel signifikant erhöht. In Studien haben Probanden, die Sport treiben und Kreatin supplementieren, deutlich höhere Testosteronwerte, als solche, die Kreatin nicht zu sich nehmen.[57]

[57] Schilling et al. 2001, Arazi et al. 2015

Die beliebteste Variante Kreatin zu konsumieren ist für 5-7 Tage eine Aufladephase durchzuführen, in der ca. 20 Gramm über den Tag verteilt aufgenommen werden. Und anschließend für einen Monat ca. 2-4 Gramm, gefolgt von einer Pause von 2-4 Wochen, damit der Körper sich nicht zu sehr an die Zufuhr von außen gewöhnt. Die andere Variante ist es für einen Monat 3-7 Gramm täglich zu sich zu nehmen und anschließend 2 Wochen die Einnahme zu pausieren. Das Ganze wird dann wiederholt.

- Taurin: Taurin ist nicht nur eine extrem wichtige Aminosäure für unser zentrales Nervensystem, Augengesundheit und Muskelerhaltung und -wachstum, sondern auch ein starkes Antioxidans. Als Nahrungsergänzungsmittel hilft es außerdem bei chronischen Kopfschmerzen, Erkältungen, Konzentrationsschwierigkeiten und Lethargie. Und für uns am interessantesten: Es wirkt sich sehr positiv auf die Testosteronproduktion aus. In einer

Studie mit Ratten, die mit einer Diät gefüttert wurden, die 1% Taurin enthielt, stieg Testosteron um 180%.[58] Bei Sportlern wird empfohlen 2-4 Gramm täglich zuzuführen.

- Ashwaghandha: Dieses Kraut, dass der ayurvedischen Medizin schon lange bekannt ist, hat nicht nur allgemein sehr positive Auswirkungen auf die Gesundheit, sondern eben auch auf den Testosteronspiegel. Es hilft bei Schlafstörungen, Entzündungen und da es ein Adaptogen ist unterstützt es die Stressbewältigung und fördert Entspannung, sowie innere Ruhe. In der ayurvedischen Medizin wird es als Aphrodisiakum verwendet. Es steigert die Potenz, erhöht Spermienzahl und -qualität. Bei sportlicher Betätigung erholt man sich schneller und hat allgemein mehr Kraft und Energie. In Bezug auf den Testosteronspiegel hat es ebenfalls eine steigernde Wirkung. So konnten Probanden in einer Studie ihren Cortisolspiegel um 27% senken, wenn sie 60

[58] Yang et al. 2010a; Yang et al. 2010b

Tage lang Ashwaghandha zu sich nahmen.[59] In Studien mit unfruchtbaren Teilnehmern konnte nachgewiesen werden, dass Ashwaghandha auch direkte Auswirkungen auf den Testosteronspiegel hat und diesen steigern kann.[60]

Ein Geheimtipp sind Pinienpollen.
Sie enthalten als eines der ganz wenigen natürlichen Lebensmittel potente, männliche Hormone.
Pinienpollen enthalten Testosteron in der Form, in der es auch im Körper zirkuliert.
Eine Untersuchung der “Pinus Sylverstis” zeigt, dass

- 80 ng/g Testosteron,
- 110 ng/g Epitestosterone
- und 590 ng/g Androstendion enthalten sind.[61]

---

[59] Chandrasekhar et al. 2012
[60] Mahdi et al. 2009, Ahmad et al. 2010
[61] Saden-Krehula et al. 1971

Daneben sind sie noch reich an pflanzlichen Sterolen, die die körpereigene T-Produktion ankurbeln und voll mit Vitaminen, Mineralien und Enzymen.

Manche behaupten an dieser Stelle, dass die Konzentration zu niedrig sei, um eine Wirkung zu erwarten. Ali Kuoppala, bekanntester Researcher im Bereich der Testosteronoptimierung, rechnet in seinem Artikel vor, dass das Gegenteil der Fall ist und die Konzentration sich sogar als sehr beeindruckend herausstellt:

1g Pinienpollen enthält 80ng Testosteron. 100g enthalten dementsprechend ca. 8000ng Testosteron.

Ein durchschnittlicher Mann hat ca. 500ng Testosteron pro Deziliter im Blut, von denen 5-20ng freies Testosteron sind. (Frei bedeutet es ist nicht an Proteine gebunden und steht dem Körper damit nicht mehr zur Verfügung – das Testosteron in Pinienpollen ist ebenfalls nicht an Proteine gebunden)

Betrachtet man jetzt, dass der durchschnittliche Mann ca. 5 Liter Blut im Körper hat, was 50 Dezilitern entspricht, dann kommt man auf eine freie Testosteronmenge von 250-1000ng, die in seinem gesamten Blutkreislauf unterwegs ist.

Das ist natürlich eine sehr einfache Rechnung und viele Faktoren werden dabei außer Acht gelassen, aber dennoch wird die Testosteronmenge in Pinienpollen mal ins Verhältnis gesetzt.

Und dadurch erscheinen die 8000ng, die in 100g enthalten sind auf einmal alles andere als wenig.[62]

Der Testosterongehalt in der Pinie sei sogar so hoch, dass weibliche Fische, die in der Nähe von Papierfabriken leben, in denen das Holz des Baums verarbeitet wird, zu männlichen Fischen werden. [63]

---

[62] https://www.anabolicmen.com/pine-pollen-testosterone/

[63] https://www.zentrum-der-gesundheit.de/testosteronspiegel-erhoehen.html

Behalte im Hinterkopf, dass es sich hier trotz der beeindruckenden Studien nur um Nahrungsergänzungsmittel handelt. Es führt also kein Weg an einer Umstellung der eigenen Ess- und Trainingsgewohnheiten vorbei. Egal wie viele Ergänzungsmittel man zu sich nimmt, eine Basis für eine gesunde Testosteronproduktion ist eine gesunde und ausgewogene Ernährung. Dadurch lassen sich schon die meisten Bedarfe decken und sie macht es überflüssig viel Geld für teure Supplements auszugeben. Wer allerdings den extra Kick will, kann sie gerne ausprobieren.

Wie schon angesprochen sind auch zahlreiche Testosteronbooster-Supplements auf dem Markt, die Mischungen aus verschiedenen Inhaltsstoffen sind. Diese scheinen aber vor allem dem Hersteller zu nützen, denn in Studien haben sie bei gesunden Männern keine signifikanten Steigerungen des Testosteronspiegels gezeigt.

3.6 Vermeide diese Lebensmittel

1. Pflanzliche Öle

Jahrelang wurde uns durch die sympathische Margarine-Werbung eingetrichtert, dass pflanzliche Fette, die reich sind an mehrfach-ungesättigten Fettsäuren, gesund sind. Aber das Gegenteil ist der Fall.

Das Problem mit diesen pflanzlichen Fetten ist, dass das Verhältnis von Omega-3 zu Omega-6 oft sehr ungünstig ist.

Es wird angenommen, dass ein Verhältnis von 1:1 als gesund und natürlich gilt. Wir sind mittlerweile bei 16:1 zugunsten der Omega-6 Fettsäuren angekommen.[64]

Das Problem damit ist, dass Omega-6 Fettsäuren Entzündungen begünstigen.

Und diese chronischen Entzündungen senken Testosteron und begünstigen eine ganze Reihe anderer Zivilisationskrankheiten.

Vermeide aus diesem Grund Sonnenblumenöl, Distelöl, Sojaöl, Rapsöl und Margarine.

---

[64] Simopoulos 2006

Verwende stattdessen Kokosöl, Olivenöl, Arganöl, Butter oder Ghee.

2. Transfette

Transfette sind noch schlimmer als mehrfach-ungesättigte Fettsäuren. Das sind ebenfalls pflanzliche Öle, die allerdings noch weiter industriell bearbeitet werden, um sie stabiler zu machen.

Es ist mittlerweile weitläufig bekannt, wie ungesund diese Art von Fetten sind. In den USA sollen sie aus diesem Grund sogar verbannt werde.

Transfette senken Testosteron, reduzieren deine Spermienzahl und 2% mehr Transfette in der Ernährung führen zu einer Erhöhung des Risikos für Herzkreislauferkrankungen von 23%.[65]

Da sie günstig und einfach zu verarbeiten sind, kommen sie in den meisten Fast Food Restaurants zum Einsatz. Insbesondere beim Frittieren.

---

[65] Remig et al. 2010

3. Soja

Soja ist im Moment im Zentrum einer heftigen Kontroverse.

Die einen sagen, dass es eine wertvolle Proteinquelle ist und es keine Studien gibt, die zeigen, dass es Testosteron senkt.

Die anderen sagen, dass Soja zu Männerbrüsten, Östrogenüberschuss und Nintendo Wii Nutzung führt.

Die Wahrheit liegt wahrscheinlich irgendwo dazwischen.

Denn es gibt deutliche Hinweise darauf, dass Soja negative Auswirkungen auf den männlichen Körper hat.

- 2004 fand ein Forscherteam um Trent D. Lund heraus, dass ein in Soja enthaltenes Isoflavonid namens Equol dazu in der Lage ist, die Aktivität von Dihydrotestosteron (DHT) fast vollständig zu unterbinden. (DHT=Testosteron x5)[66]

[66] Lund et al. 2004

- Eine Studie von 2011 beobachtete einen 19 Jahre alten Mann, der eine Soja-basierte Ernährung begann. Im Laufe der Studie verlor er sein Interesse an Sex und litt an erektiler Dysfunktion. Testosteron und DHT fielen bedenklich. 1 Jahr nachdem er die Diät beendete, erholten sich seine erektile und hormonelle Gesundheit vollständig.[67]
- Eine Studie von 2013 stellte fest, dass Sojaprotein im Anschluss an das Training den Testosteronspiegel senkt.[68]
- 2008 wurden 99 unfruchtbare Männer untersucht und diejenigen, die am meisten Soja aßen, hatten die niedrigste Spermienzahl.[69]
- Zwei Studien zeigen, dass männliche Ratten, die schon im Mutterbauch viel Soja ausgesetzt waren, Probleme hatten ihre Geschlechtsorgane zu entwickeln.[70]

---

[67] Siepmann et al. 2011
[68] Kraemer et al. 2013
[69] Chavarro et al. 2008
[70] Flynn et al. 2000; Levy et al. 1995

- Forscher fanden 2005 heraus, dass Soja-Protein Testosteron und DHT in jungen Männern senkt.[71]

4. Leinsamen

Leinsamen gelten als sehr gesund, aufgrund der hohen Omega-3-Werte. Für Männer sind sie allerdings nicht die beste Quelle dieser Fettsäuren.
Denn auch Leinsamen enthalten pflanzliche Stoffe, die östrogenähnliche Wirkung im Körper haben.
In einer Studie konnte eine Frau, die unter Testosteronüberschuss litt, ihre Werte durch täglich 30g Leinsamen um 70% reduzieren.[72] Natürlich lässt sich das nicht 1:1 auf gesunde Männer übertragen, aber es zeigt trotzdem, dass Leinsamen eine starke anti-androgene Wirkung haben.
Eine bessere Quelle für Omega-3 Fettsäuren sind Fischprodukte.

[71] Dillingham et al. 2005
[72] Nowak et al. 2007

5. Lakritze

Das Thema ist noch nicht besonders intensiv erforscht, aber es gibt trotzdem klare Indizien, dass Lakritze nicht die beste Süßigkeit für Männer ist

Eine Studie hat festgestellt, dass schon 7 Gramm täglich über 4 Tage zu einem signifikanten Absinken des Testosteronspiegels führt.[73]

Nachdem der Lakritz-Konsum eingeschränkt wurde, erholten sich die Werte vollständig.

Es wird vermutet, dass der Wirkstoff Glycyrrhizin dafür verantwortlich ist.

6. Minze

Minze ist leider auch keine gute Snackalternative.

Menthol senkt Testosteron und mindert den Sex Drive.

In einer Studie mit Ratten stellten die Forscher fest, dass der Testosteronspiegel um 51% abfiel, wenn die Tiere Grünen-Minztee im Verhältnis 20g/l verabreicht bekamen.[74]

---

[73] Armanini et al. 1999

[74] Akdogan et al. 2004

Die einzige menschliche Studie zu dem Thema wurde mit Frauen durchgeführt, die einen Testosteronüberschuss hatten. Eine Tasse Minztee, zweimal am Tag für 5 Tage, senkten das freie Testosteron um satte 30%.[75]

7. Alkohol und insbesondere Bier

Es ist keine Überraschung, dass Alkohol Testosteron senkt, aber ein Glas hier und da wird keinen dramatischen Unterschied machen.

In einer Studie sollte eine Gruppe von Männern und Frauen jeden Tag 2-3 Drinks zu sich nehmen. Für 3 Wochen.

Die Testosteronwerte der Männer fielen um 6,8%, die der Frauen veränderte sich nicht.[76]

In einer anderen Studie, in der die Alkoholmenge erhöht wurde, fielen die Werte deutlicher, um satte 23%.[77]

Wie überall gilt: Die Dosis macht das Gift.

---

[75] Akdoğan et al. 2007

[76] Sierksma et al. 2004

[77] Välimäki et al. 1990

Bei Ratten, die beispielsweise mit 5% ihrer täglichen Kalorien aus Alkohol gefüttert wurden, schrumpften die Genitalien um 50%.
Wichtiger ist Was du trinkst. Denn der Hopfen aus Bier enthält ebenfalls Phytoöstrogene, die Testosteron senken. Wein ist die bessere Alternative.

8. Milchprodukte

60-70% der Östrogene, die wir mit der Nahrung aufnehmen, stammen aus Milchprodukten.[78]
Milchkühe aus Massenbetrieben werden 300 Tage im Jahr schwanger gehalten und mit Hormonen, sowie schlechter Ernährung vollgepumpt.
In einer japanischen Studie, in der Männer 600ml Milch am Tag tranken, stieg der Östrogenspiegel signifikant an und Testosteron wurde unterdrückt.[79]
Verzichte also auf Milchprodukte so weit wie möglich.
Wenn du absolut nicht ohne kannst, dann greife zumindest zu fettarmer Milch, denn die Hormone sind

[78] Ganmaa et al. 2001
[79] Maruyama et al. 2010

fettlöslich und befinden sich hauptsächlich im Milchfett.

9. Fleisch aus Massentierhaltung

Abgesehen von den moralischen Schwierigkeiten damit, werden Tiere aus Massentierhaltung mit einer komplett unnatürlichen Nahrung gefüttert, ihnen werden Hormone, sowie Antibiotika gespritzt.
Im Fettgewebe dieser Tiere sammeln sich die Schadstoffe an und es gibt Indizien, dass der Verzehr dieser Fleischprodukte Östrogen im Körper steigert.[80]
Im Gegensatz dazu ist Fleisch von grasgeweideten Tieren durchaus in der Lage Testosteron zu steigern.[81]

10. Getreideprodukte

Die meisten Getreidearten enthalten ein Protein, dass einige Berühmtheit erlangt hat: Gluten.

---

[80] https://academic.oup.com/annonc/article/20/9/1610/218592
[81] Macaluso et al. 2012

Auch hier spalten sich die Geister, wie schädlich es denn jetzt wirklich ist. Eins ist für uns hierbei wichtig: Gluten steigert Prolaktin.

Prolaktin ist ein Gegenspieler von Testosteron und ein Anstieg dieses Hormons unterdrückt Testo und Dopamin.

Außerdem werden stark verarbeitete Getreideprodukte mit einer Reihe von Erkrankungen in Verbindung gebracht, weil sie eine stärkere Insulinreaktion hervorrufen, als purer Zucker.

Keine guten Voraussetzungen für eine gesunde T-Produktion.

3.7 Vermeide Pestizide

30 von 37 Pestiziden sind endokrine Disruptoren.

Das bedeutet, sie greifen in dein hormonelles System ein und schaden deinem Testosteron.

Darunter auch das hier übliche Glyphosat:

In einer Studie mit Ratten, war es in der Lage die Maskulinisierung der Tiere aufzuhalten, die Partnerwahl zu verändern und reproduktive Funktionen zu beschädigen.[82]

Das bedeutet für dich: *Kaufe so oft wie möglich Bio*, aber insbesondere die 12 Lebensmittel des „dreckigen Dutzends". Denn die sind im Durchschnitt am stärksten mit Pestiziden belastet.

- Paprika
- Trauben
- Johannisbeeren
- Erdbeeren
- Spinat
- Kirschen
- Aprikosen
- Grapefruit
- Birnen
- Himbeeren
- Mandarinen
- Pfirsiche

[82] https://liberadix.de/die-wahrheit-ueber-glyphosat

Bio-Lebensmittel werden stärker kontrolliert und natürlicher angebaut.
So lässt sich ein Großteil der Pestizidbelastung reduzieren.

3.8 Testosteronboosting als Vegetarier/Veganer

Erst einmal sollte gesagt werden, egal ob Vegetarier oder Fleischesser, in beiden Lagern kann man sich extrem ungesund ernähren und seinen Testosteronspiegel in den Keller treiben.
Insbesondere Veganer haben den großen Vorteil, dass sie sich oft sehr gut mit Ernährung auskennen und eine große Auswahl Obst und Gemüse auf tagtäglicher Basis essen. Deshalb versorgen sie sich sehr gut mit zahlreichen Mikronährstoffen und Antioxidantien.
Davon abgesehen gelten für Veganer und Vegetarier dieselben Prinzipien wie für Fleischesser, nur die Quellen der Nährstoffe sind verschieden.
Hier nun die Tipps für Vegetarier und Veganer:

1. Genug Kalorien aufnehmen! Fleisch und Milchprodukte enthalten viele Kalorien und für strikte Veganer ist es oft schwierig genügend Kalorien zu konsumieren, deshalb sehen sie oft dünner aus. Wenn du allerdings längere Zeit in einem Kaloriendefizit bist, dann geht dein Körper wie besprochen in einen Stresszustand, schüttet Cortisol aus und schränkt die anderen Prozesse, wie Testosteronproduktion ein.
2. Fett: Das ist für Vegetarier und Veganer wohl oft der größte Testosteronblocker: Sie konsumieren vor allem mehrfach-ungesättigte Fettsäuren. Fleisch und Milchprodukte sind voll mit den für die hormonelle Gesundheit wichtigen gesättigten Fettsäuren. Für Veganer ist hier die wichtigste Quelle Kokosnussöl. Einfach ungesättigte Fettsäuren gehören ebenso auf den Speiseplan, in Form von Olivenöl und Avocados.

3. Stelle sicher, dass du keine Defizite in einem Mikronährstoff hast. Lasse deine Levels messen. Es kann sinnvoll sein mit Carnitin, Kreatin, Taurin und Vitamin B12 zu supplementieren.
4. Vermeide Nahrung, die negativ in die hormonelle Gesundheit eingreift: Dazu gehören die besprochenen Lebensmittel: Soja, Leinsamen, Lakritz, Minze, Hopfen, Reishi-Pilz.[83] In einer Studie verlor ein Mann seinen Sexdrive, der eine Sojabasierte, vegane Ernährung verfolgte. Sowohl sein Gesamttestosteron, als auch sein freies Testosteron waren sehr niedrig. Nachdem er die Diät stoppte normalisierten sich seine Werte innerhalb eines Jahres.[84]

Zusammenfassend kann man also sagen, dass die selben Richtlinien, die für Fleischesser gelten, auch für Vegetarier und Veganer gelten. Letztere sollten allerdings noch etwas genauer darauf achten, dass

[83] Armanini et al. 1999, Siepmann et al. 2011 2005
[84] Siepmann et al. 2011 2005

sie die Nährstoffe in ausreichenden Mengen zu sich führen und gegebenenfalls zusätzlich Ergänzungsmittel einnehmen.

4 Stoffwechsel

4.1 Was ist der Stoffwechsel?

Auf der Suche nach einer optimalen Ernährungsweise für Männer, müssen wir noch über einen wichtigen Punkt sprechen: Den Stoffwechsel.
Hormonelle Gesundheit und Stoffwechsel sind meiner Meinung nach die entscheidenden Kriterien, an der sich jede Ernährungsweise messen lassen muss.

Es sind objektive Kriterien, die relativ gut bestimmt werden können und die darüber entscheiden, wie es dir geht. Deine Hormone und dein Stoffwechsel bestimmen darüber, ob du dich fit und vital, energiegeladen und enthusiastisch fühlst… oder nicht.

Eine optimale Ernährung sollte beide Punkte berücksichtigen.
Muskelaufbau, Fettverbrennung, Libido, Motivation und Energie sind natürliche Nebenprodukte einer solchen Ernährung.

Testosteronproduktion und Stoffwechsel sind sehr eng miteinander verknüpft, wie du gleich sehen wirst.

Aus diesem Grund ist eine testosteronoptimierte Ernährung „automatisch“ gut für deinen Stoffwechsel. Es gibt lediglich einige kleinere Besonderheiten, die berücksichtigt werden müssen. Aber eins nach dem anderen.

Was ist gemeint, wenn von Stoffwechseloptimierung die Rede ist?
Jeder weiß, dass es irgendwas mit Kalorien zu tun hat und dass es Möglichkeiten gibt, den „Stoffwechsel zu erhöhen“ was auch immer das bedeuten mag. Es geistern viele Mythen um dieses Konzept.

Zuerst schauen wir uns an, was der Stoffwechsel überhaupt ist.
Denn er ist wesentlich mehr als ein „Abnehmwerkzeug“.

Bei Wikipedia lesen wir verschwurbelt wie eh und je:

„Als **Stoffwechsel** oder **Metabolismus** (altgriechisch μεταβολισμός *metabolismós* „Stoffwechsel", mit lateinischer Endung *-us*) bezeichnet man die gesamten chemischen und physikalischen Vorgänge der Umwandlung chemischer Stoffe bzw. Substrate (z. B. Nahrungsmittel und Sauerstoff) in Zwischenprodukte (Metaboliten) und Endprodukte im Organismus von Lebewesen. Diese biochemischen Vorgänge dienen dem Aufbau, Abbau und Ersatz bzw. Erhalt der Körpersubstanz (Baustoffwechsel) sowie der Energiegewinnung für energieverbrauchende Aktivitäten (Energiestoffwechsel) und damit der Aufrechterhaltung der Körperfunktionen und damit des Lebens."

Ok. Damit können die wenigsten was anfangen. Vereinfacht gesagt lässt sich sagen: Der Stoffwechsel setzt sich aus vielen kleineren Kreisläufen zusammen. Zum Beispiel dem Eiweißstoffwechsel, Fettstoffwechsel etc.
Die sind allerdings nicht getrennt zu betrachten, sondern als großes Ganzes. Wenn auch nur Teile dieser

kleineren Vorgänge nicht richtig funktionieren, verändert sich der gesamte Stoffwechsel und es kann zu Stoffwechselerkrankungen kommen.

Ein gesunder Stoffwechsel beliefert jede Köperzelle mit dem, was sie braucht. Dazu gehören Energie, Rohstoffe, Vitamine und Hormone. Auch ist er für die Ausleitung von Giftstoffen verantwortlich. Der Körper benötigt eine bestimmte Menge an Energie, um die grundlegenden Körperfunktionen aufrecht zu erhalten. Der Stoffwechsel liefert diese Energie.

Zugeführte Energie wird in Kalorien berechnet. Wie viel Energie genau benötigt wird, ist von Mensch zu Mensch unterschiedlich. Aber es gibt bestimmte Richtwerte.
Die Energie, die dafür notwendig ist, die überlebenswichtigen Prozesse in Gang zu halten, ist auch als der „Grundumsatz" oder die „basale Stoffwechselrate" bekannt.

Der Grundumsatz bezeichnet die Energiemenge, die der Körper ohne jede Anstrengung benötigt, um die lebenserhaltenden Prozesse aufrecht zu erhalten. (Das ist oft gemeint, wenn von „Stoffwechsel beschleunigen“ die Rede ist: Die Erhöhung des Grundumsatzes. Also die Menge an Kalorien, die dein Körper verbrennt, ohne dass du irgendetwas tust.)

Wenn du Spaß an Mathe hast, dann kannst du deinen Grundumsatz mit dieser Formel annäherungsweise berechnen:

GU (Grundumsatz) (kcal/24h)=10 * Gewicht (kg) + 6,25 * Größe (cm) - 5 * Alter (Jahre) + s

Die Variable „s“ stellt die Differenz zwischen Frau und Mann dar und liegt bei 5 für Männer bzw. -161 bei Frauen.

Oder du nutzt einen Online-Rechner, wie diesen: https://www.bmi-rechner.net/grundumsatz.htm

Ein 25-jähriger Mann mit 190cm Körpergröße und 85kg Gewicht hat bspw. einen Grundumsatz von 2011 kcal. Das bedeutet der Körper braucht 2011 Kalorien pro Tag, um den Mann am Leben zu halten.

Das bedeutet allerdings nicht, dass jeden Tag zwangsläufig 2011 Kalorien gegessen werden müssen. Denn der Körper hat Reserven, auf die er zurückreifen kann. Die berüchtigtste Reserve ist das Körperfett. 500g Körperfett können in rund 3500 Kilokalorien umgewandelt werden.[85]

Bestimmte Hormone steuern die Stoffwechselaktivität von nahezu allen Zellen und Körpergewebe. Und diese Hormone sind die Schilddrüsenhormone. Vor allem das aktive Trijodthyronin (T3). Thyroxin (T4) hält sich länger, aber kann vom Körper nicht gleich gut verwertet werden. Deshalb muss es erst in T3 umgewandelt werden.

Das ist der Grund, warum Funktionsstörungen der Schilddrüse den ganzen Körper in Mitleidenschaft ziehen können. Denn wenn die Schilddrüse nicht richtig funktioniert, werden die Schilddrüsenhormone nicht in der richtigen Menge produziert. Und damit

[85] Hall 2008a

fehlen entscheidende Signalstoffe für den Stoffwechsel im ganzen Körper. Sowohl eine Überversorgung, als auch eine Unterversorgung mit Schilddrüsenhormonen ist schädlich.

Wenn der Stoffwechsel nicht richtig funktioniert, hat das vielfältige Konsequenzen. Mögliche Signale für einen suboptimalen Stoffwechsel sind: Energielosigkeit, Verstimmung, Konzentrationsprobleme, kalte Extremitäten, trockene Haut oder Verdauungsprobleme, Unfähigkeit abzunehmen oder Muskeln aufzubauen.

Du kannst anhand deiner Körpertemperatur annäherungsweise bestimmen, wie gut dein Stoffwechsel funktioniert. Sie sollte bei rund 37°C liegen. In Amerika ist der Durschnitt mittlerweile gesunken, weil der Stoffwechsel der Menschen zunehmend gestört ist.

Miss am besten morgens direkt nach dem Aufstehen die Temperatur unter beiden Armen mehrmals, um einen guten Durchschnittswert zu bekommen. Natürlich ist die Temperatur dort nicht genau die Körpertemperatur. Genauer ist die Messung im After oder Mund. Bitte nicht in der Reihenfolge.

Wenn du unter 37°C bist, dann ist das ein Indikator dafür, dass dein Stoffwechsel nicht richtig funktioniert.

Dr. Ray Peat sagt dazu: “My recommendation is to eat to increase the metabolic rate (usually temperature and heart rate), rather than any particular foods.”

Die Symptome sind recht allgemein, da jeder Aspekt deines Lebens von einem gestörten Stoffwechsel betroffen sein kann
Denn er liegt praktisch allen Prozessen zugrunde. Sei es Hormonproduktion, Muskelaufbau, Sexuelle- und Lebenslust.

Auf einen wichtigen Zusammenhang für Männer will ich noch beispielhaft eingehen. Auf den Zusammenhang zwischen dem Stoffwechsel und der Testosteronproduktion.

Aber vorher steigen wir noch etwas tiefer in das Thema ein.

4.2 Zellatmung

Die Zellatmung ist ein wichtiger Stoffwechselweg, den wir uns zum besseren Verständnis noch anschauen wollen.

Bei der Zellatmung wird Zucker mit Hilfe von Sauerstoff in CO2 umgewandelt. Das Ziel der Zellatmung ist die Energiegewinnung. Stell es dir vor, wie der Motor eines Autos, der Öl verbrennt, um Energie zu gewinnen. Nur in den Zellen wird stattdessen Zucker verbrannt. Um diesen Prozess durchzuführen, gibt es in den Zellen kleine „Kraftwerke", die sogenannten Mitochondrien. Die gewonnene Energie steht in Form von Adenosintriphosphat (ATP) zur Verfügung. Alle Zellen brauchen diese Energie um zu überleben. Das ist auch der Grund, warum Menschen atmen müssen. Unsere Zellen brauchen Sauerstoff, um

Energie herzustellen und so unseren Körper am Laufen zu halten.

Ohne Nahrung können wir einige Wochen überleben, ohne Wasser einige Tage, ohne Sauerstoff wenige Minuten, aber ohne ATP nur ein paar Sekunden.
Alle Körperfunktionieren benötigten ATP.

Wenn alles optimal funktioniert, dann werden deine Zellen ausreichend mit Zucker und Sauerstoff versorgt und wir produzieren viel Energie.
Durch verbesserte Zellatmung verbessert sich auch der Stoffwechsel.
Und das wiederum führt dazu, dass der Körper effizient seine Aufgaben erfüllen kann: Er repariert Gewebe, entgiftet, produziert Hormone, gibt uns Energie und wir fühlen uns gut.

Manche Menschen haben genetisch eine gute Zellatmung. Das sind diejenigen, die essen können so viel und was sie wollen, ohne zuzunehmen. Aber nur zu einem bestimmten Punkt. Denn durch unsere Lebensweise können wir unsere Zellen und ihre Kraftwerke entweder unterstützen und zerstören.

Das bedeutet, egal wie gut deine Mitochondrien im Moment funktionieren, du kannst Maßnahmen ergreifen, um die Energieproduktion deiner Zellen zu verbessern.

4.3 Stoffwechsel und Testosteron - Was ist die Verbindung?

Wie wir gerade gesehen haben liegt der Stoffwechsel allen Aspekten der Gesundheit zugrunde. Auch der hormonellen Gesundheit. Jede Zelle in deinem Körper muss genug Energie produzieren, damit sie (und du) funktionieren kann.

Wenn du deinen Stoffwechsel ankurbelst, können deine Zellen mehr und besser Energie produzieren. In diesem Zustand werden mehr Schilddrüsenhormone, Progestrone, Pregnelone und DHEA hergestellt.

Und letztendlich wird auch unser Lieblingshormon gesteigert: Das wichtigste männliche Hormon, Testosteron.

Wenn deine Zellen nicht genug Energie produzieren können, dann ist dein Körper anfällig für Stress. Es werden mehr Östrogen, Prolaktin und Cortisol produziert.

Testosteronproduktion und Stoffwechsel sind so eng miteinander verbunden, dass eine Verbesserung deines Stoffwechsels auch den Testosteronspiegel erhöht.
Und dafür gibt es einen spezifischen Grund.

Um den zu verstehen müssen wir uns anschauen, wie Testosteron hergestellt wird. Und zwar von Anfang an.

Es sieht ungefähr so aus:

- Du isst Essen

- Deine Leber wandelt etwas davon in Cholesterin um
- Cholesterin wird gebraucht, um das „Muttersteroid“ Pregnenolon herzustellen
- Pregnenolon wiederum kann in DHEA und schlussendlich in Testosteron umgewandelt werden

Und so wurde aus deinem Essen Testosteron.

Doch wo genau ist jetzt der Stoffwechsel im Einsatz?

Das aktive Schilddrüsenhormon T3 wird benötigt, um aus Cholesterin Pregnenolon herzustellen.

Das Schilddrüsenhormon ist ein ausgezeichneter Stoffwechsel- und Testosteronbooster.

Sobald die Leber Cholesterin hergestellt hat, kann es nur in Verbindung mit genug T3 und Vitamin A in Pregnenolon umgewandelt werden.

Wenn dein Stoffwechsel gestört ist und du nicht ausreichend T3 produzierst, dann wird auch weniger Pregnenolon hergestellt und das führt dazu, dass mehr Cholesterin in deinem Blutkreislauf umhertreibt.

Das zeigt sich auch darin, dass Schilddrüsenhormone erwiesenermaßen den Cholesterinspiegel senken.[86]

Aber es gibt noch mehr Verbindungen zwischen Testosteron und Stoffwechsel.

Eine weitere ist, dass ein gesunder Stoffwechsel eine gesunde Leber benötigt.
Das heißt, eine Leber die genug Cholesterin herstellen kann, indem sie Fett und Cholin verarbeitet und die das inaktive Schilddrüsenhormone T4 in das aktive T3 umwandeln kann.

---

[86] https://www.jci.org/articles/view/101024/pdf

So steht mehr Cholesterin und T3 zur Verfügung und solange genug Vitamin A vorhanden ist, produzierst du große Mengen Pregnenolon.

Außerdem verhindert ein gesunder Stoffwechsel die Produktion von zu vielen Stresshormonen wie Cortisol und auch die von Östrogen. Beide sind Steroidhormone die aus Pregnenolon hergestellt werden.

All das lässt sich mit einem Satz zusammenfassen:
Je mehr Energie deine Zellen produzieren können, desto mehr T3 kannst du herstellen, desto mehr Testosteron hast du.

Natürlich immer mit Common Sense. Das heißt nicht, dass du dir jetzt Tabletten einschmeißen sollst, um T3 zu erhöhen. (Solange du nicht Stoffwechselkrank bist.)
Das lässt sich sehr gut mit natürlichen Maßnahmen bewerkstelligen. Die schauen wir uns jetzt an.

4.4 Den Stoffwechsel verbessern

Was kannst du tun, um deinen Stoffwechsel anzukurbeln, gesunde Mengen T3 zu produzieren, die Zellatmung zu verbessern und so auch die Testosteronproduktion anregen?

Du brauchst Zucker

„Die Leber stellt rund 70% des aktiven Schilddrüsenhormons her [...], aber sie kann es nur herstellen, wenn genug Glukose vorhanden ist.“

- Dr. Ray Peat

Jeder hat heutzutage Angst vor Kohlenhydraten und Zucker. Auch du bist wahrscheinlich überrascht, wenn ich dir sage MEHR davon zu essen.

Aber eins nach dem anderen.

Erstmal ist es wichtig zu verstehen, dass Kohlenhydrat nicht gleich Kohlenhydrat ist. Wenn ich sage, du musst mehr „Zucker“ essen, dann meine ich den Zucker in Obst, Wurzelgemüse, Kartoffeln, weißem Reis, rohen Milchprodukten etc.

Ich rede nicht von Keksen, Kuchen, Chips und Süßigkeiten.

Zucker ist die bevorzugte Energiequelle des Körpers. Wenn wir ihm die „richtigen Zucker“ zuführen, dann haben unsere Zellen den Treibstoff, um effizient Energie herzustellen.
Wenn wir auf Zucker (oder Kohlenhydrate) verzichten, dann muss der Körper Energie aus Proteinen und Fett gewinnen, was deutlich aufwändiger ist. Der Körper verbraucht mehr Ressourcen, um weniger Energie zu produzieren und schüttet Stresshormone aus.

Auch die Areale im Gehirn, die die Produktion von Schilddrüsenhormonen vorgeben (Hypothalamus und Hirnanhangdrüse) brauchen Glukose um zu funktionieren. Das Thyroid stimultaing hormone wird sogar aus Glukose hergestellt.

Eine Ernährungsweise, die nur sehr wenig Kohlenhydrate enthält, kann kurzfristig funktionieren, aber unterdrückt langfristig deinen Stoffwechsel und macht es sehr schwierig gesund und fit zu bleiben.

Das ist das Problem der meisten Diäten, die komplett auf Kohlenhydrate verzichten. Der Stoffwechsel verlangsamt sich, weil er nicht auf seine favorisierte Energiequelle zugreifen kann.
Die negativen Effekte einer Kalorienrestriktion lassen sich sogar durch Zucker abfedern. Er kurbelt den Stoffwechsel an, auch wenn er sich durch das Kaloriendefizit zu verlangsamen droht. Zucker ist ein starker Signalgeber im Körper und hat eine positive Wirkung auf die Energie-Stoffwechsel-Achse.[87]

Deswegen haben wir auch so ein starkes Verlangen nach Zucker.

---

[87] https://edubily.de/2015/12/eingeschlafener-stoffwechsel/

Das ist gut und schlecht zugleich. Es kann zum Überessen führen, weil wir ständig Süßigkeiten zur Verfügung haben und nicht erst den nächsten Obstbaum finden müssen (wie es früher der Fall war).
Aber mit Zucker können auf der anderen Seite auch effektiv hormonelle Prozesse angestoßen werden (bei stoffwechselgesunden Menschen).

Nochmal: Das bedeutet nicht, dass du dir jetzt täglich ein Pfund Zucker in den Kaffee schütten sollst. Die besten Formen Glukose und Fruktose aufzunehmen sind natürliche Quellen, wie Obst, Gemüse, Kartoffeln, Möhren, Kürbisse etc.
Es bedeutet nur, dass insbesondere das Thema Zucker kontextabhängig ist. Wir müssen uns etwas von Dogmen lösen und tiefer schauen. Was unter den einen Umständen schlecht sein kann, kann unter anderen Umständen gut sein.

Und da sind wir auch schon beim zweiten Zucker, vor dem regelmäßig gewarnt wird: Fruktose.

Auch Fruktose ist nicht das pure Böse. Ganz im Gegenteil.
Solange Fruktose aus natürlichen Quellen stammt, wie Obst und Honig und nicht aus konzentrierten, stark verarbeiteten „High-Fructose Corn Syrup"-Produkten.
Fruktose verbessert die Insulinsensitivität, schützt die Schilddrüsenhormonproduktion, füllt Glycogen in der Leber auf und regt den Stoffwechsel an.[88]

Es stimmt, dass Fruktose in Fett umgewandelt werden kann. Das ist der Grund, warum vor der Fettleber durch Fruktose gewarnt wird. Aber solange deine Leber gesund ist, ist es ein sehr positiver Prozess.

Das Problem entsteht erst bei einer ungesunden Leber, die nicht mehr in der Lage ist das Fett umzuwandeln und zu exportieren.

---

[88] Charrière et al. 2016; Gelfand und Sherwin 1986; Moore et al. 2000; Shiota et al. 2005

Bei einer gesunden Leber wird Fruktose zu mehr T3 und gesundem Cholesterin führen.

Und wie wir gesehen haben, sind das zwei Rohstoffe, die benötigt werden, um Testosteron herzustellen. (Zusammen mit Vitamin A.)
Die Frage ist jetzt: Was braucht die Leber für eine gesunde Funktionsweise und die Umwandlung von Fett in Cholesterin?
Das bringt uns zum zweiten Faktor:
Cholin.

Ausreichend Cholin

Um Cholesterin herzustellen und loszuwerden braucht die Leber Fett und einen Mikronährstoff mit dem Namen Cholin. Cholin kann auch zu den B-Vitaminen gezählt werden, aber hat seine eigene Nährstoffklasse.
Cholinmnagel ist eine häufige Ursache für die Fettleber.[89]

89 BEST und HARTROFT 1949

Denn wenn kein Cholin vorhanden ist, kann die Leber das Fett nicht weiterverarbeiten und es sammelt sich an.

Cholin kann der Körper im Bedarfsfall auch selbst herstellen aus Aminosäuren. Allerdings nur, wenn du die benötigten Gene dafür hast, was nicht für jeden der Fall ist.

Deshalb sollte dein Fokus trotzdem darauf liegen, genug Cholin mit der Nahrung aufzunehmen.
Aus diesem Grund rate ich dir, regelmäßig Eier und Leber zu essen, die beide reich an Cholin sind. Falls du Vegetarier und Veganer bist, ist eine Nahrungsergänzung sinnvoll.
Nimm das Ergänzungsmittel zu einer fetthaltigen Mahlzeit ein, damit Cholin gut vom Körper aufgenommen werden kann.

Achte darauf, rund 500mg Cholin täglich aufzunehmen.

Nimm genügend Salz zu dir

Früher war Salz im wahrsten Sinne des Wortes Gold wert.
Sprüche wie „Das Salz der Erde“ kommen nicht von ungefähr. Salz kam früher einer Lebensversicherung gleich.

Doch die Zeiten haben sich geändert. Heute gilt Salz als schädlich und wir sollen es vermeiden, wo wir es nur können.

Die Wurzeln dieser Anti-Salz-Bewegung finden sich (wie bei Fett) in Marketingabteilungen von Unternehmen und einigen handverlesenen Studien. Hersteller kümmern sich mehr um Profite und den Verkauf von Produkten, als um wissenschaftliche Genauigkeit.

Als andere Unternehmen bemerkten, dass die Anti-Sodium Werbung Profite abwirft, sprangen sie auf den Zug auf. Und so sind wir heute an dem Punkt, dass Kunden glauben Salz im Allgemeinen sei schädlich. Die Kunden übersehen, dass sie Werbung

Glauben schenken und nicht wissenschaftlichen Studien.

Doch was ist da wirklich dran? Ist Salz grundsätzlich schlecht?
Moderne Studien aus Canada zeigen, dass solange keine speziellen Vorerkrankungen vorliegen, Salz keine gesundheitlichen Probleme verursacht. Nicht nur das, es kann sogar gesundheitsfördernd sein.
Nur 10% der Fälle von Bluthochdruck haben eine bekannte Ursache. Und in diesen Fällen ist es so gut wie immer auf die Genetik oder Stress zurückzuführen.[90]

Eine Studie des American Journal of Medicine fand heraus, dass Salzkonsum negativ mit Todesraten korreliert. Das bedeutet, je mehr Salz die Teilnehmer

---

[90] https://fhs.mcmaster.ca/main/news/news_2018/pass_the_salt.html; https://fhs.mcmaster.ca/main/news/news_2016/low_salt_diet_study.html

aßen, desto weniger wahrscheinlich starben sie an Herzerkrankungen.[91]

Sodium in Salz ist ein Elektrolyt. Elektrolyte sind für den Körper überlebenswichtig, um den Wasserhaushalt zu regulieren. Gleichzeitig reguliert Sodium das Blutvolumen und den Blutdruck.

Hochleistungssportler nehmen Sportgetränke zu sich, die Salz enthalten, um ihre Performance zu steigern.
Forscher aus Spanien fanden heraus, das Ausdauersportler, die Salz in ihren Getränken haben bessere Leistungen abrufen können, als diejenigen, die „normale“ Sportgetränke bekamen.[92]
Zu wenig Salz führt zu einem verringerten Blutvolumen und das ist nicht nur für Hochleistungsathleten schädlich.

---

91 https://www.scientificamerican.com/article/its-time-to-end-the-war-on-salt/
92 https://medicalxpress.com/news/2015-03-salt-physical-resistance-competitions.html

Denn dadurch wird weniger Sauerstoff angeliefert und Erschöpfungstoxine können schlechter abtransportiert werden (gerade bei Sportlern).

Sodium wird außerdem benötigt, damit Kalium effektiv arbeiten kann. Denn Sodium sorgt dafür, dass Kalium überhaupt in die Zellen kommt, um dort seine Wirkung zu entfalten.

Wenn dein Stoffwechsel gut funktioniert, dann reguliert die Niere das Verhältnis der verschiedenen Elektrolyte zueinander. Überschüssige werden mit dem Urin ausgeschieden.

Wichtig: Wir reden hier über Sodium. Nicht generell über Haushaltssalz. Denn viele Salze enthalten zusätzlich noch Chloride und Iod. Für manche verursacht das Stoffwechselprobleme. Verwende stattdessen reines Meersalz.

Am Ende zählt die richtige Balance von Elektrolyten zueinander und Wasser zu Elektrolyten.

Wenn du zu viel Wasser trinkst und zu wenig Salz zu dir nimmst, dann wird Salz ausgespült und fehlt im Körper. Dadurch fühlst du dich schlecht.
Umgekehrt gilt es aber genauso. Wenn du zu viel Salz konsumiert und zu wenig Wasser, geht es dir auch schlecht.
Ziel ist es eine gesunde Balance zu finden, anstatt ständig einem Nährstoff den Krieg zu erklären.

Du fragst dich, wie eine gesunde Balance aussieht?
Das ist für jeden Menschen unterschiedlich.
Höre auf deinen Körper.
Es gibt einen Grund, warum wir manchmal ein großes Verlangen nach Zucker oder Salz haben.
Scheue dich nicht davor, dein Essen so zu salzen, wie es für dich am besten schmeckt.

Für Athleten wird folgende Daumenregel empfohlen:
2 Gramm Sodium pro Liter Wasser.
75kg Athleten, die mit hoher Intensität trainieren, sollten 2-3 Liter Wasser pro Tag trinken. 100kg Athleten wird 3 bis 4 Litern Wasser geraten.

Das bedeutet für unseren 75kg-Sportler 4-6g Sodium pro Tag.[93]

Aber auch hier ist Common Sense gefragt.

Denn das bedeutet nicht, je mehr desto besser. Zu viel Salz belastet die Nieren und kann für Menschen, die empfindlich auf Salz reagieren Probleme bereiten. Auch wenn das für die meisten nicht gilt, höre auf deinen Körper.

Vermeide Fast Food und abgepackte, stark verarbeitete Lebensmittel. Denn die enthalten oft schlechtes Salz und dazu so hohe Mengen, dass du deinen Pool damit in eine Mini-Version des Toten Meeres verwandeln könntest

Jod für eine gesunde Schilddrüsenfunktion

Jod ist ein essenzielles Mineral, das benötigt wird für die Funktion der Schilddrüse. Dort werden die Schilddrüsenhormone Thyroxin und Triiodthyronin produziert, die wiederum für die Herstellung von Testosteron gebraucht werden.

[93] https://www.t-nation.com/diet-fat-loss/sodium-your-secret-weapon

Durch den verstärkten Einsatz von Jodsalz konnte in den letzten 20 Jahren, die vorher prekäre Situation in Deutschland (100.000 Schilddrüsenoperationen jährlich) einigermaßen begrenz werden. Eine 2009 veröffentlichte Studie zeigte dennoch auf, dass immer noch rund 30% der Menschen nicht ausreichend mit Jod versorgt sind.[94]

Das bekannteste Symptom für Jodmangel ist eine vergrößerte Schilddrüse. Dazu können sich noch ein beschleunigter Herzschlag, Kurzatmigkeit, sowie Gewichtszunahme gesellen.[95]
Drastische Mängel können insbesondere bei Kindern und Jugendlichen noch dramatischere Konsequenzen haben, wie Intelligenzminderung und Entwicklungsstörungen.[96]

---

94 https://de.wikipedia.org/wiki/Jodmangel
95 Kapil 2007
96 Gür et al. 2003

Die empfohlene tägliche Verzehrsmenge liegt bei 200mcg für Erwachsene und 230-260mcg für schwangere und stillende Frauen.

Es ist relativ unkompliziert genug Jod aufzunehmen, wenn man weiß in welchen Lebensmitteln es enthalten ist.

Gute Quellen sind:

- Seegras: Schon 1g Kelp enthalten 460-1000% der empfohlenen täglichen Verzehrmenge
- Joghurt: 1 Schälchen Joghurt enthält 50% der RDI
- Eier: 1 großes Ei liefert 16% der RDI

Achte allerdings auch darauf nicht zu hoch zu gehen. Jod ist ebenso gefährlich, wenn du zu viel aufnimmst. (Das kann besonders passieren, wenn du ein Supplement zu dir nimmst, bei dem sonst keine Nährstoffe enthalten sind, sondern nur das reine Jod.)

Die empfohlene tägliche Verzehrmenge ist ausnahmsweise mal eine ganz gute Richtlinie.

Vermeide mehrfach ungesättigte Fettsäuren

Wie schon im Kapitel über Testosteron erklärt, haben diese Arten von Fettsäuren eine unstabile Struktur oxidieren leicht im Körper. Das sorgt für die Freisetzung von freien Radikalen und schaden an den Mitochondrien. Die Zellatmung und der Stoffwechsel insgesamt leiden.

Außerdem binden sich mehrfach ungesättigte Fettsäuren an die gleichen Proteinrezeptoren, die die Schilddrüsenhormone transportieren, was zu einer schlechteren Verwertung dieser wichtigen Hormone führt.

Vermeide Distelöl, Sojaöl, Sonnenblumenöl, Rapsöl, Margarine, die meisten Nüsse (nur Macadamias und Paranüsse haben ein ganz gutes Fettsäurenprofil) und Fleisch und Fisch aus Massentierhaltung.

Nimm stattdessen mehr gesättigte Fettsäuren zu dir

Anders als mehrfach ungesättigte Fettsäuren sie gesättigte Fettsäuren stabil. Sie binden sich an die richtigen Proteine und können vom Körper effizient verwertet werden, ohne dass Schaden an den Mitochondrien verursacht wird.
Iss mit gutem Gewissen Butter, Kokosöl, Eier, rohe Bio-Milchprodukte und Fleisch von grasgeweideten Tieren.

Eins ist mir noch wichtig: Jeder Mensch ist anders. Höre auf deinen Körper, wenn du diese Tipps umsetzt. Es braucht Zeit um den Körper auf zellularer Ebene zu heilen und den Stoffwechsel in Gang zu setzen.
Es gibt so viele Falschinformationen da draußen und es ist schwierig zu wissen, was man glauben soll. Hinterfrage alles was du lernst. Mich eingeschlossen. Forsche für dich selbst weiter, wenn dir ein Punkt besonders kontrovers erscheint, oder du das Gefühl hast, er tut dir nicht gut.
Finde für dich heraus, was funktioniert und was nicht.

4.5 Stoffwechsel und Stress

1930 bemerkte der Mediziner Hans Selye, dass so gut wie allen Erkrankungen ein bestimmter Zustand zugrunde liegt. Er nannte es zuerst das “syndrome of being sick”.

Zu seiner Zeit wurde er nicht ernst genommen, doch heute gilt er als „Vater der Stressforschung“.[97]

Denn die Erforschung dieses „syndrome of being sick“ ließ ihn nicht los. Er beobachtete verschiedenste Patienten und stellte fest, dass sie alle bestimmte, gemeinsame Symptome aufwiesen.

Und die führte er auf etwas zurück, dass er Stress nannte. Er definierte das General Adaptation Syndrome (GAS), das beschreibt, wie der Körper mit Stress umgeht: Erst Schock, dann Widerstand und wenn der Stress länger anhält Erschöpfung. Er be-

[97] https://de.wikipedia.org/wiki/Hans_Selye

schreibt, wie „schlechter Stress“ (Disstress) zur Zersetzung führt, weil der Körper nicht mehr in der Lage ist mit den Herausforderungen umzugehen, die ihm auferlegt werden.

Damit erklärt uns Selye, wie chronischer Stress mehr von uns abverlangt, als wir bewältigen können. Der Körper ist nicht mehr in der Lage sich zu regenerieren und das führt zu einem gestörten Stoffwechsel, schneller Alterung, Krankheit und Tod.

“The main features of ageing can be produced directly by administering excessive amounts of cortisol. These features include atrophy of skin, arteries, muscle, bone, immune system, and parts of the brain, loss of pigment (melanin), deposition of fat in certain areas, and slowed conduction velocity of nerves. The physiology of ageing (especially reproductive aging) overlaps the physiology of stress.”—Ray Peat, Generative Energy

Stress stimuliert die Verwertung von Glykogen (Zuckerreserven in der Leber), um Energie zu gewinnen. Sobald diese Reserven aufgebraucht sind, beginnt der Körper Gewebe abzubauen. (Fett und Proteine werden in Zucker umgewandelt) Bei diesem Prozess werden Aminosäuren freigesetzt, die den Stoffwechsel verlangsamen.

Stress signalisiert deinem Körper, dass du in Gefahr bist. Die logische Reaktion ist es Energie herzustellen und gleichzeitig aufzubewahren, damit du in einer lebensbedrohlichen Situation überlebst.

Aber gemeint ist nicht nur der herkömmliche Stress durch zu viel Arbeit, Geldprobleme, Kinder, Streitereien und Nachrichten.
Sondern auch der Stress, der durch die Ernährung verursacht wird.

Wenn du deinem Körper nicht die Nährstoffe gibst, die er braucht, dann werden Stresshormone ausgeschüttet (Cortisol, Adrenalin etc.), um mit dem Mangel umzugehen.

So lange Stresshormone überhand haben, ist es sehr schwer abzunehmen und sich fit oder energiegeladen zu fühlen.

Und wie du wahrscheinlich weißt, ist davon fast jeder in der westlichen Welt betroffen.

Mit deiner Ernährung kannst du das Stresslevel im Körper senken. Das gelingt, indem du ihm alle Nährstoffe zuführst, die er braucht und Lebensmittel weglässt, die dem Körper schaden.

Letztendlich geht es immer um dieses Thema.

Wenn du die Richtlinien aus dem vorrangehenden Kapitel befolgst, reduzierst du Stress und kurbelst den Stoffwechsel an.

5 Intermittierendes Fasten

Wenn man das Wort Fasten hört, denkt man nicht unbedingt an Muskelaufbau und Testosteronoptimierung.

Doch der Essensrhythmus, den wir uns in diesem Kapitel anschauen, ist genau dazu in der Lage. IF, oder auch periodisches Fasten/Intervallfasten, ist eins meiner Lieblingsinstrumente aus der vollgepackten „Testosteronwerkzeugkiste“. Auch Persönlichkeiten aus den unterschiedlichsten Branchen nutzen IF effektiv für ihre Zwecke, denn es unterstützt nicht nur bei der Hormonoptimierung, sondern auch beim Abnehmen und hält einige psychologische Vorteile bereit.

In diesem Kapitel geht es allerdings um Die Frage ist: Kann intermittierendes Fasten Testosteron steigern? **Du erfährst, was es damit auf sich hat und wie du es einfach in deinen Alltag integrieren kannst.**

Was ist intermittierendes Fasten?

Intermittierendes Fasten ist keine besondere Diät. *Beim IF geht es nicht darum WAS du isst, sondern es geht um das WANN.*

Intermittierendes Fasten beschreibt einen anderen Essensrhythmus, als den üblichen, bestehend aus Frühstück, Mittagessen, Abendessen (und Snacks zwischendurch). Und viele Stimmen sagen, dass dieser neue Rhythmus wesentlich natürlicher für uns Menschen ist.

Intermittierendes Fasten bedeutet, dass die Nahrungsaufnahme auf eine bestimmte Zeit beschränkt wird. Deine Kalorien werden in einem bestimmten Zeitintervall aufgenommen und während eines anderen Intervalls wird gefastet.

IF ist also nichts anderes als der Verzicht auf Kalorien in einem bestimmten (regelmäßigen) Intervall.

Denn nur, wenn du keine Kalorien zu dir nimmst, fastest du.

Das klingt jetzt noch wilder, als es eigentlich ist, denn am Ende läuft es hierauf hinaus: Über Nacht fastest du sowieso schon ganz natürlich, dadurch dass du im Schlaf nicht isst. (Vorausgesetzt, du gehörst nicht zur 2-Uhr-Nachts-zum-Kühlschrank-Fraktion) Beim IF wird dieses Fasten jetzt noch weiter ausgedehnt. Du verzichtest aufs Frühstück und schiebst deine erste Mahlzeit weiter in den Tag.

Die verschiedenen Methoden des IF unterscheiden sich lediglich darin, *wie weit die erste Mahlzeit hinausgeschoben wird.*

Die bekanntesten sind diese:

- 16 Stunden Fasten, 8 Stunden essen (16:8): auch bekannt als die Leangains Methode nach Martin Berkhan
- 20 Stunden Fasten, 4 Stunden essen (20:4): auch genannt die Warrior Diet nach Ori Hofmekler
- 1-2 Fastentage pro Woche, an denen nichts gegessen wird und an den anderen normal: bekannt durch Eat-stop-eat von Brad Pillon

Die Methoden des IF

16:8 (Leangains)

Die Methode ist schnell erklärt: **Iss alle Kalorien in einem 8-stündigen Zeitintervall** und faste die restlichen 16 Stunden des Tages. Das wird dann für 6-7 Tagen pro Woche wiederholt. (Einige Ernährungsgurus sind der Meinung, dass zumindest an einem Tag pro Woche der Essensrhythmus geändert werden sollte, damit der Körper sich nicht zu sehr daran gewöhnt und somit der positive Effekt nachlässt.)

Im Prinzip ist hierbei allerdings egal, wann du dein Essensfenster öffnest und wann dein Fasten beginnt. Falls du nicht ohne Frühstück auskommst, beginnst du mit dieser Mahlzeit und isst nachmittags deine letzte.

Für die meisten wird es jedoch am einfachsten sein, auf das Frühstück zu verzichten, erst mittags das Fasten zu brechen und dann abends die letzte Mahlzeit zu vertilgen.

20:4 (Warrior Diet)

Die Vorgehensweise wird dich jetzt nicht mehr überraschen: Du fastest für 20 Stunden und isst innerhalb von 4 Stundendeine Kalorien. Eins ist an dieser Stelle nochmal wichtig zu erwähnen: Auch wenn das schwierig klingt, geht es nicht darum weniger zu essen. Es geht darum alle deine Kalorien in einem bestimmten Zeitfenster zu verzehren.

5:2 (Eat-stop-eat)

Bei dieser Methode isst du 5 Tage in der Woche normal, d.h. so wie du es gewohnt bist: Frühstück, Mittagessen, Abendessen. An 2 Tagen in der Woche fastest du. Und zwar den ganzen Tag – 24 Stunden. Nur eins ist hierbei wichtig: Deine zwei Fastentage sollten nicht direkt aufeinanderfolgen. In der Praxis könnte das so aussehen: Du fastest bspw. Donnerstag und Sonntag. Dabei isst du am Mittwoch um 18 Uhr deine letzte Mahlzeit und fastest bis Donnerstag um 18 Uhr.

Falls du jetzt denkst, dass das nicht gesund sein kann, schau dir mal diese gesundheitlichen Vorteile an:

IF löst eine starke hormonelle Reaktion aus. 20 Stunden Fasten steigert Testosteron um bis zu 180%.[98]

Das Wachstumshormon schießt sogar um 2000% nach oben.

Natürlich handelt es sich dabei um akute, kurzzeitige Erhöhungen und nicht um dauerhaft gesteigerte Hormonlevel. Aber wenn du Testosteron auf diese Weise regelmäßig stark nach oben treibst, zeigt das über die Zeit seine Wirkung.

Oft wird gesagt, dass Zucker schlecht für Testosteron sei, weil direkt nach dem Konsum der Testosteronspiegel etwas abfällt. Aber das gilt nicht nur für Zucker, sondern für jedes Lebensmittel.

---

98 https://www.ncbi.nlm.nih.gov/pubmed/?term=Pituitary-testicular+axis+in+obese+men+during+short-term+fasting.

Jedes Mal, wenn du isst, fallen deine T-Werte etwas ab.[99] Sie erholen sich zwar wieder, aber das dauert 2-3 Stunden.

Durch die klassische „westliche“ Ernährungsweise, bestehend aus 3 große Mahlzeiten und Snacks zwischendurch, gibst du deinen Testosteronwerten mit jeder Mahlzeit einen kleinen Schlag.

IF ist ein mächtiges Werkzeug, um dem entgegenzuwirken. Dadurch, dass du deine Kalorien in einem kleineren Zeitfenster isst, treten diese Reduktionen seltener auf.

IF steigert das Wachstumshormon

Wie der Name impliziert spielt das Wachstumshormon (oder auch HGH=Human Growth Hormone) eine entscheidende Rolle bei der Entwicklung. Es ist zuständig für Heilungsprozesse, Libido, Energie, Verjüngung und Stoffwechsel.

[99] Habito und Ball 2001

20-stündiges Fasten steigert HGH um bis zu 2000%. Aber auch kürzere Fastenintervalle wirken sich signifikant auf die Wachstumshormonwerte aus.[100]
Das Wachstumshormon regt außerdem die Testosteronproduktion an.

Fettverbrennung und Verjüngung

Durch das intermittierende Fasten entsteht ein größeres Fenster, in dem der Körper nur auf eigene Reserven zurückgreifen kann. Denn in dieser Zeit führst du im keine externen Ressourcen zu (außer Wasser). So ist IF eine der effektivsten Methoden, um Fett zu verbrennen, da der Körper zur Energiegewinnung direkt die Depots angreift.
Außerdem regt IF die Autophagie an. Das ist eine Art Recycling-Prozess auf Zellebene. Kleine Zellbestandteile, die nicht lebensnotwendig sind, zieht der Körper als Energiequelle heran, wenn keine Nährstoffe durch die Nahrung aufgenommen wurden. Dabei reinigt sich der Körper selbst von Toxinen und östrogenähnlichen Chemikalien.

[100] Hartman et al. 1992

IF bekämpft Entzündungen im Körper

Oxidativer Stress entsteht im Körper, wenn vermehrt sog. freie Radikale im Körper auftreten. Diese Schädlinge beschädigen die Zellen. Das beschleunigt nicht nur den Alterungsprozess, sondern begünstigt auch zahlreiche (chronische) Krankheiten.

Intermittierendes Fasten ist eine sehr effektive Maßnahme, um diesen oxidativen Stress, der durch freie Radikale ausgelöst wird, zu verringern.[101]

Außerdem werden chronische Entzündungen reduziert. Auch die sorgen für Schäden an den Zellen und der DNA. Chronische Krankheiten, wie Depressionen und Übergewicht werden damit in Verbindung gebracht. Außerdem setzen sie den Körper unter starken Stress, was zu übermäßiger Cortisolausschüttung führt.

---

[101] https://www.sciencedirect.com/science/article/pii/S095528630400261X

IF schafft gleich auf doppelte Weise Abhilfe: Es senkt Cortisol und verringert die Entzündungsparameter nachweislich.[102]

Intemittierendes Fasten und Muskelaufbau

Viele Vertreter dieser Methode gehen so vor, dass sie den Morgen über fasten und vor der ersten Mahlzeit trainieren. Um die Mittagszeit ist der Körper sowieso auf Energiefreisetzung programmiert und dadurch, dass die Verdauungsorgane nicht mit schweren Mahlzeiten belastet wurden ist der Körper maximal leistungsfähig.

Um optimal von den Vorteilen des Trainings im Fastenzustand zu profitieren, sollten 5 15 Minuten vor dem Training ca. 10 Gramm BCAAs aufgenommen werden. Dadurch erhalten die Muskeln sofort ihren wichtigsten Baustein und es wird der Effekt des Proteinabbau während des Trainings umgangen. Zu empfehlen sind diese BCAAs. Wichtig ist, dass sie ungesüßt sind und frei von Zusatzstoffen. Dann

[102] Aksungar et al. 2007

wird der Fastenzustand nicht unterbrochen, da BCAAs an sich sehr kalorienarm sind.

Durch das Training entsteht ein starker Nährstoffbedarf. Wenn du deinen Körper danach mit der richtigen Mahlzeit versorgst, entsteht ein starker „anaboler Reboundeffekt". Die Nährstoffe werden in den Muskeln gesogen und das Wachstum wird so stark stimuliert.

Die Verdauungsorgane arbeiten zudem optimal, da sie sich in der Fastenperiode vollständig reinigen konnten und so die Post-Workoutmahlzeit, als erste Mahlzeit des Tages, effektiv verwerten. Dass der aufbauende Effekt von Training in einem Fastenzustand in Kombination mit einem guten Post-Workoutshake sogar stärker sein kann, als Training, dem eine Pre-Workoutmahlzeit vorausging, hat diese Studie herausgefunden.[103]

Mythos: Fasten verlangsamt den Stoffwechsel

In vielen Diätbüchern findet man immer wieder den Ratschlag, man solle 6 Mahlzeiten am Tag essen,

---

[103] Deldicque et al. 2010

um den Stoffwechsel in Gang zu halten. Wenn man eine Mahlzeit auslasse, würde sich dieser schon verlangsamen. Die Theorie dahinter ist die, dass der Körper jedes Mal Kalorien verbrennt, wenn du isst, durch die Verarbeitung der Nahrung im Verdauungstrakt.[104] Wenn also konstant gegessen wird, dann müsste der Stoffwechsel und die Kalorienverbrennung ja optimal angeheizt werden oder? Nein. Ob du 2000 Kalorien über den Tag verteilt isst, oder nur in einem kleinen Essensfenster, macht keinen Unterschied. Dein Körper wird die gleiche Menge an Kalorien verbrennen bei der Verdauung der Nahrung.[105] Und diese wird beim intermittierenden Fasten noch deutlich besser funktionieren, da der Körper Zeit hatte sich komplett zu reinigen. Wenn du den Morgen über nichts isst, werden die Organe nur mit Wasser durchgespült und optimal auf die spätere Nahrungsaufnahme vorbereitet.

[104] Granata und Brandon 2002; Satyanarayana 2014
[105] Cameron et al. 2010

Also kurz und knapp: Das Märchen von „iss den ganzen Tag, damit dein Stoffwechsel optimal funktioniert“, klingt zwar gut auf dem Papier, aber stimmt nicht in der Realität.

Richtig das Fasten brechen

Durch das Fasten wechselt der Stoffwechsel in einen besonderen „Modus“. Es passieren hormonelle und physiologische Anpassungen. Das Wachstumshormon wird verstärkt ausgeschüttet, die Testosteronproduktion wird angeregt und die Androgenrezeptoren werden sensibler. Außerdem reinigen sich dein Verdauungstrakt während des Fastens.

Um nicht zu viel Stress auf deinen Verdauungsapparat auszuüben, ist es ratsam nicht einfach irgendwas zu essen, um das Fasten zu brechen. Gewöhne deinen Magen an die Nahrungszufuhr mit etwas leicht Verdaulichem, das trotzdem nährstoffdicht ist. Denn dein Darm ist gereinigt und bereit Nährstoffe optimal zu verwerten. Das ist eine gute Gelegenheit, um ihm dazu Gelegenheit zu geben.

Und das wohl beste Gericht dafür ist … (sorry an die Vegetarier, für euch habe ich gleich auch noch was): Knochenbrühe und etwas Obst.

Knochenbrühe enthält nicht nur zahlreiche Mineralien, Vitamine, Elektrolyte, sondern auch Kollagen. Kollagen ist ein Protein aus dem große Teile deines Körpers hergestellt werden: Deine Gelenke, deine Haare, Nägel und die Haut. Kollagen in der Nahrung unterstützt deinen Körper dabei sich zu regenerieren und fördert ein jugendlicheres Erscheinungsbild.

Eine Aminosäure in Kollagen (oder Gelatine (die gekochte Form)), L-Glycin stimuliert die Ausschüttung von LH. Das ist das Hormon, dass die Testosteronproduktion anregt. Wenn du gesunde LH-Levels hast, dann wirst du auch eine gesunde Testosteronproduktion haben.

In unserer modernen Ernährungsweise fehlt uns oft das wichtige Protein Kollagen. Denn wir haben aufgehört Organe, Haut und Knochen zu essen und uns fehlt oft Kollagen und damit Gelatine, Prolin und Glycin in der Nahrung.

Knochenbrühe wird zubereitet, indem Knochen, Innereien und andere tierischen Bestandteile, die normalerweise nicht auf dem Teller landen, über Stunden mit etwas Gemüse, Salz und Pfeffer eingekocht werden.

Die Fruktose im Obst kurbelt zusätzlich den Stoffwechsel an.

Für Vegetarier:
Bevor du dein Fasten brichst, nimm etwas zu dir, dass den Verdauungstrakt anregt, ohne dass Insulin ausgeschüttet wird.
Apfelessig eignet sich dafür herausragend. Er balanciert den pH-Wert aus, tötet schlechte Bakterien ab,

stabilisiert den Blutzuckerspiegel und hat noch eine Reihe anderer gesundheitlicher Vorteile.

So gehe ich vor, bevor ich das Fasten breche:

- Ein Glas warmes Wasser mit…
- 2 TL roher Apfelessig
- ½ ausgepresste Zitrone
- Prise Zimt für Blutzuckerstabilisierung
- Prise Salz

6 Das Bild zusammensetzen

6.1 Ernährungsplan

Wir haben gesehen, wie wunderbar sich eine Ernährungsweise auf dein Wohlbefinden, auf deine Energie, deine Libido und deine Kraft als Mann auswirkt, die tieferliegende Prozesse unterstützt. Prozesse, die deine Essenz als Mann ausmachen.
Der Stoffwechsel stellt die Energie zur Verfügung und Testosteron ist das Hormon, das dich zum Mann macht. Beide sind so eng miteinander verknüpft, dass beiden mit einer simplen Ernährungsweise optimiert werden können.

In diesem Kapitel wollen wir uns einen beispielhaften Ernährungsplan ansehen, damit du eine bessere Vorstellung davon bekommst.

Ich hoffe du hat mittlerweile ein grobes Verständnis davon, wie du deinen Stoffwechsel und deine Testosteronproduktion durch die richtige Ernährung unterstützen kannst.

Kohlenhydrate 40-50%:

- Beeren, Weintrauben, Melone, Zitrusfrüchte, reife Bananen, Äpfel, Ananas, Kirschen, Mango, Papaya, Kokosnuss
- Kartoffeln, Süßkartoffeln, weißer Reis
- Kürbis, Yucca, Karotten
- Sauerkraut, saure Gurken und anderes fermentiertes Gemüse
- Honig, (sparsam: Rohrzucker), Agavendicksaft
- Gemüse

Proteine 20-30%:

- Grasgefüttertes Rind/Lamm, Bio-Hühnchen
- Bio-Eier
- Fisch
- Austern
- Milchprodukte mit Vorsicht: Bio, roh, fermentiert
- Leber
- Kollagen: Knochenbrühe & Gelatine

- Kartoffelprotein (oder Hanfprotein) für Vegetarier und Veganer
- Mit Abstrichen Erdnussbutter (recht hoch in

Fette 20-30%:

- Kokosöl
- Weidebutter
- Extra Virgin Olivenöl
- MCT Öl
- Avocado Öl (Avocados)
- Ghee

Getränke:

- Kaffee, Mineral Wasser
- Kombucha
- Frisch gepresster Fruchtsaft

Supplements:

- Nur nach Bedarf
- Vitamin E
- Cholin
- Multivitamin

- 30 min Sonnenlicht täglich oder Vitamin D

Vermeide:

- Mehrfach ungesättigte Fettsäuren: Rapsöl, Sonnenblumenöl, Distelöl, Omega 6, Sojaöl, Erdnussöl, Traubenkernöl, Margarine
- Leinsamen, Soja, Milch- und Fleischprodukte aus Massentierhaltung, Minze, Alkohol, Lakritze, weitestgehend Getreideprodukte

Mahlzeitenplanung

Um dir die Mahlzeiten so einfach wie möglich zu machen, empfehle ich dir folgende Vorgehensweise:
Im Prinzip brauchst du nur 2 Mahlzeiten. Eine, um deine Mikronährstoffe zu decken und eine, um deine Makronährstoffe zu decken.

Das bedeutet natürlich nicht, dass du bei der zweiten essen solltest, was dir in die Finger kommt. Ich rate dir, auch die zweite Mahlzeit mit Lebensmitteln von der Einkaufsliste (s.u.) zusammenzustellen.

Hier ein Beispiel, was ich meine:

Du fastest bis 12:00 Uhr mittags und isst dann deine erste Mahlzeit. Im besten Fall die „Mikronährstoffmahlzeit“. Denn nach dem Fasten ist dein Körper gereinigt und bereit Nährstoffe aufzunehmen.

Bereite dir einen Smoothie zu mit verschiedensten Obstsorten: Bananen, Äpfeln, Ananas und (gefrorenen) Beeren. Füge zusätzlich noch 10-20 Gramm Kollagenprotein hinzu, um dein Aminosäureprofil auszugleichen und püriere das Ganze mit etwas Wasser und 1TL Kokosöl oder Olivenöl (damit der Körper die Nährstoffe besser aufnehmen kann).

Und schon sind 300-500 nährstoffdichter Kalorien fertig.

Abends isst du dann deine „Makromahlzeit“, um dich ausreichend mit Kohlenhydraten, Proteinen und Fetten zu versorgen.

Brate dir bspw. Kartoffeln in Butter und iss sie zusammen mit Guacamole und 3 Eiern.

So einfach kann es sein.

Je nachdem, was du für Ziele hast, kannst du diesen Plan natürlich anpassen.
Falls du Muskeln aufbauen willst, dann benötigst du wahrscheinlich mehr Mahlzeiten, um mehr Kalorien aufnehmen zu können.
Das ist problemlos möglich. Schiebe eine Mahlzeit zwischen Mittagessen und Abendessen ein.

6.2 Einkaufsliste

Hier jetzt die Einkaufsliste, die deine Testosteronproduktion und deinen Stoffwechsel auf Hochtouren bringen wird.

1. Kartoffeln: Die ausreichende Versorgung mit Kohlehydraten ist extrem wichtig für eine gesunde Testosteronproduktion. Kartoffeln enthalten, im Gegensatz zu weißem Reis, neben den wichtigen Kohlehydraten noch zahlreiche Mikronährstoffe. Außerdem sind sie noch den meisten Getreidesorten überlegen, da sie ohne Gluten auskommen, das dafür bekannt ist den Prolaktinspiegel zu erhöhen. Prolaktin senkt wiederum die T-Produktion.

2. Kokosnussöl: Neben Kohlenhydraten sind vor allem die richtigen Fette entscheidend. Gerade den gesättigten Fettsäuren kommt da die wichtigste Rolle zu. Sie liefern die Bausteine, die nötig sind, um Testosteron überhaupt herzustellen.

3. Butter: Wie Kokosnussöl liefert auch Butter die so wichtigen gesättigten Fettsäuren. Außerdem sind noch entscheidende fettlösliche Vitamine enthalten. Achte darauf Butter von Tieren aus Weidehaltung zu kaufen, um optimal von ihren Vorteilen zu profitieren.

4. Hochwertiges rotes Fleisch: Das ist ein kontroverser Punkt, da minderwertiges Fleisch aus Massentierhaltung den gegenteiligen Effekt hat. Es verringert Testosteron. Das liegt daran, dass es vollgepumpt ist mit Hormonen und Antibiotika. Ganz anders sieht die Sache da bei hochwertigem Fleisch aus. Ob als Steak, Hackfleisch, Bacon oder Trockenfleisch ist egal. Es liefert wichtige Fette und Vitamine und steigert erwiesenermaßen die Testosteronproduktion.

5. Olivenöl: Olivenöl enthält sehr gute Fette und kann Testosteron potenziell steigern. Außerdem ist es reich an Antioxidantien. Wichtig ist auch hier, dass die Qualität möglichst hoch ist: Extra Virgen.

6. Kaffee: Wenn du vor der Entscheidung stehst Kaffee oder Tee, dann wähle Kaffee. Er ist voll mit Antioxidantien und regt die Testosteronproduktion an. Natürlich gilt trotzdem der allgemeine Rat „in Maßen": Alles über zwei Tassen steigert unnötig das Stresshormon Cortisol und nimmt den positiven Effekt.

7. Paranüsse: Diese Nüsse sind ein wahrer Geheimtipp. Schon 100g enthalten die 2000%-fache Menge des empfohlenen Selen-Bedarfs. Das heißt 3 oder 4 Nüsse sind schon genug, um den Tagesbedarf zu decken. Die meisten Menschen haben einen Selenmangel, der auch mit einer reduzierten Testosteronproduktion einhergeht.

8. Rosinen: Sie sind vollgepackt mit Antixoidantien und enthalten Bor. Dieses Mineral ist nicht besonders populär, aber sehr wichtig, wenn es um die Testosteronproduktion geht. Schon 10mg Bor extra konnten über einen Zeitraum von 7 Tagen den Testosteronspiegel um 28% erhöhen.

9. Eier: Sie enthalten das hochwertigste Protein, da es vom menschlichen Körper optimal verwertet werden kann. Die wahre Kraft liegt aber in den wertvollen Vitaminen und Fetten im Eigelb, die Testosteron steigern.

10. Ingwer: Der Wirkstoff, der Ingwer so besonders macht, nennt sich Gingerol. Es ist ein starkes Antixodans und kann den Testosteronspiegel um 17% steigern, wenn es regelmäßiger Teil der Ernährung ist.

11. Rohe Kakaoprodukte: Wichtig ist hier, dass es sich wirklich um unverarbeiteten Kakao handelt. Ohne Zusätze, nicht erhitzt oder weiterverarbeitet. Roher Kakao enthält viele wichtige Vitamine und Mineralien, wie Magnesium, Zink, Eisen, Kupfer etc. Davon abgesehen weist er noch ein ausgezeichnetes Fettsäurenprofil auf.

12. Avocados: Sie enthalten wertvolle einfach-ungesättigte Fettsäuren und sind zudem noch vollgepackt mit wichtigen, fettlöslichen Vitaminen.

13. Weiße Champignons: Diese Pilze können sehr effektiv das Aromatase-Enzym untedrücken. Dieses Enzym ist für die Umwandlung von Testosteron in Östrogen zuständig, was besonders bei Übergewichtigen zu erhöhten Östrogenwerten führt.

14. Granatapfel: In einer Studie konnten die Teilnehmer ihren Testosteronspiegel im Schnitt um 24% steigern, als sie 2 Wochen lang, jeden Tag Granatapfelsaft zu sich nahmen.

15. Beeren: Sie enthalten sehr viele Antioxidantien und bekämpfen so Entzündungen im Körper. Gerade in den dunklen Beeren ist zusätzlich noch das Calcium-D-Glucarate enthalten, das mit Calcium nicht viel gemeinsam hat, aber überschüssiges Östrogen aus dem Körper transportieren kann.

16. Zwiebeln: In verschiedenen Studien an Ratten wurde herausgefunden, dass die Wirkstoffe, die in allen Sorten von Zwiebeln enthalten sind, den Testosteronspiegel steigern können.

17. Knoblauch: Es gilt in der alternativen Medizin als natürliches Antibiotikum und bekämpft somit ebenfalls sehr effektiv Entzündungen im Körper, die eine starke T-Produktion verhindern.

18. Austern: Wenn man nach Lebensmitteln googelt, die den Testosteronspiegel steigern können werden Austern immer wieder genannt. Der Legende nach soll der berüchtigte Casanova jeden Morgen 50 Austern zum Frühstück gegessen haben. Das erscheint etwas sehr viel, aber es stimmt, dass sie voll sind mit wichtigen Vitaminen und Mineralien: Zink, Magnesium, Selen, Kupfer, Vitamin D…

19. Brokkoli, Blumenkohl und andere Kreuzblütengewächse: Sie alle enthalten den Wirkstoff Indol 3-Carbinol, der dabei hilft den Östrogenhaushalt zu regulieren und überschüssiges Östrogen aus dem Körper zu leiten. Zusätzlich wirkt es noch als Antioxidans.

20. Sorghum-Mehl: Es wird aus dem glutenfreien Getreide Sorghum hergestellt und wirkt sich deshalb nicht wie viele andere Getreidearten, negativ auf den

Prolaktinspiegel aus. Aber natürlich hat es auch einen echten Vorteil, denn Sorghum hat sich als sehr starker 5-alpha Reduktase Booster erwiesen. Dieses Enzym ist für die Umwandlung von Testosteron in seine wesentlich stärkere Form DHT (Dihydrotestosteron) zuständig.

6.3 Rezepte

Das Kartoffelboot

Zutaten

- 1 große Süßkartoffel
- 1 EL Olivenöl
- 2-3 Baconstreifen
- 1-2 Eier
- ½ Frühlingszwiebel

Zubereitung

- Ofen auf 160°C vorheizen
- Kartoffel waschen
- Kartoffel mit Olivenöl, Salz und Pfeffer bestreichen
- Kartoffel für 40-50 Minuten backen
- Währenddessen Bacon und Ei braten
- Kartoffel in der Mitte aufschneiden, Bacon, Frühlingszwiebel und Ei in den Spalt legen

Dieses Gericht passt zu jeder Tages- und Nachtzeit.
Jede der Zutaten wirkt sich nachweislich gut auf den Testosteronspiegel aus.
Oft sind die einfachen Dinge immernoch am besten.

Guacamole mit Ofenkartoffeln

Zutaten

- 2 reife Avocados
- 1 TL Zitronensaft
- 0,5 TL Cayennepfeffer
- 1 kleine rote Zwiebel
- 1 kleine Knoblauchzehe
- 1 klein geschnittene Tomate
- Salz und Pfeffer
- 400g Kartoffel
- 1 EL Olivenöl

Zubereitung

- Ofen auf 160°C vorheizen

- Kartoffeln vierteln, auf ein Backblech legen, mit Salz Pfeffer und Olivenöl bestreuen
- Blech in den Ofen legen & Timer auf 20 Minuten stellen
- Avocado halbieren und Kern entfernen
- Das Fleisch der Avocado in eine Schüssel geben, zusammen mit Zitronensaft, Cayennepfeffer, den Zwiebelstücken, der gepressten Knoblauchzehe und Salz & Pfeffer.
- Alles gut mit einer Gabel verrühren, sodass eine Masse entsteht
- Tomatenstücke anschließend unterheben
- Fertige Kartoffelecken mit Guacamole servieren

Avocado und Olivenöl enthalten sehr gute Fette, dazu kommen noch die wertvollen Kohlenhydrate der Kartoffel. Ein perfektes Gericht zum Snacken.

Testosteron-Smoothie

Zutaten

- 3 frische rohe Bio-Eier (ggf. pasteurisiert)
- 300 ml Hafermilch oder Mandelmilch
- 2 Bananen
- 1 EL Kokosnussöl
- 1 EL Honig
- 30g Whey Protein
- 1 EL Macadamianussmehl
- 5-6g Kreatin
- 1 EL Maca Pulver
- ½ TL Ashwagandha Pulver
- 1 EL rohes Kakaopulver

Zubereitung

- Packe alle Zutaten in den Mixer
- Pürieren
- Fertig

Der Smoothie schmeckt wie ein köstlicher Nachtisch. Bedenke für deine restliche Mahlzeitenplanung allerdings, dass diese Nährstoffbombe fast 1000 Kalorien hat. Er geht als ganze Mahlzeit durch und nicht als Snack.

Jede der enthaltenen Zutaten wirkt sich auf ihre Weise positiv auf den Testosteronspiegel aus.

(Macapulver zwar nicht, aber es steigert Libido und Energielevel.)

Achte nur darauf, dass du frische Eier benutzt und diese ggf. pasteurisierst. Dadurch werden eventuelle Salmonellen abgetötet. Das lässt sich unkompliziert zu Hause machen.

Der Männersalat

Zutaten

- 200-300g Babyspinat/Grünkohl/Rote-Beete-Blätter oder anderes nährstoffdichtes Blattgemüse
- 2 gekochte Eier
- 100g Blauschimmelkäse
- Einige Steak- oder Baconstreifen oder Rinder-Hackfleisch
- 1 Avocado
- 2 Tomaten
- 4-5 Paranüsse
- Ggf. einige Brokkoliröschen
- Olivenöl, Salz, Pfeffer

Zubereitung

- Fleisch braten
- Eier kochen
- Alles in eine Schüssel geben
- Vermengen
- Fertig

Du kannst diesen Salat noch beliebig erweitern.

Pro Portion zahlst du nur einige Euro, aber die Nährstoffdichte ist enorm. Die Kombination aus grünem Blattgemüse und hochwertigen tierischen Proteinen & Fetten versorgt dich mit allem, was eine gesunde Testosteronproduktion braucht.

Extravaganter Testo-Burger

Zutaten

- 4 Scheiben Ananas als Brötchenersatz (wenn dir das zu tropisch ist, kannst du den Burger auch in ein Salatblatt wickeln)
- 300g Hackfleisch
- 1 rote Zwiebel
- 4 Baconstreifen
- 2 TL Dijon Senf
- Prise Salz & Pfeffer
- 4 Weiße Champignons
- Etwas Blauschimmelkäse
- Etwas Mayonnaise (auf Olivenölbasis)
- Butter zum braten

Zubereitung

- Ananas schälen, 2 Scheiben von abschneiden und Strunk entfernen (ohne Ringe kaputt zu machen)
- Zwiebel schälen und klein schneiden

- Zwiebel mit Hackfleisch, Salz & Pfeffer mischen und 2 Burger-Patties daraus formen
- Die Burger in der Pfanne bei mittlerer Hitze solange braten, bis sie durch sind
- Champignons in Scheiben schneiden
- Nun anrichten, indem Burger, Senf, Zwiebel, Bacon, Champignons, etwas Mayo und Blauschimmel zwischen zwei Ananasscheiben gelegt werden

Optimal um Freunde bei der nächsten Grillpartie mit dem echten Testo-Burger zu überraschen!

Bananenpancake

Zutaten

- 1 Banane
- 2 EL Kokosmehl
- 2 Eier
- Prise Zimt
- Butter (Zum Backen)

Zubereitung

- Banane, Mehl, Eier und Zimt mixen
- Butter in einer heißen Pfanne zerlassen
- Den Teig in der Pfanne backen

Gefüllte Eier

Zutaten

- 3-4 hartgekochte Eier
- 1 bis 2 Knoblauchzehen
- 1 Teelöffel Zitronensaft
- ½ TL Ingwerpulver
- Prise Cayennepfeffer
- 1 TL Senf
- 1-2 EL Saure Sahne (Bio-Qualität)
- Prise Salz

Zubereitung

- Gekochte Eier schälen und in der Mitte teilen
- Eigelb entfernen und in eine Schale geben, ohne dass das Eiweiß beschädigt wird
- Knoblauch pressen und mit in die Schale geben
- Ingwer, Zitronensagt, Cayennepfeffer, Salz, saure Sahne und Senf hinzufügen und vermischen
- Die Messer in das geleerte Eiweiß füllen

Eier in Avocado gebacken

<u>Zutaten</u>

- 1 Avocado
- 2 kleiner Eier
- 2 Scheiben Bio-Bacon
- Evtl. 2 Scheiben Toast
- Salz
- Pfeffer
- 1 klein geschnittene Tomate

<u>Zubereitung</u>

- Ofen auf 180° vorheizen
- Eier öffnen und in eine Schüssel geben, ohne dass das Eigelb kaputt geht
- Avocado aufschneiden und Kern entfernen. 1 Ei sollte jetzt in eine Avocadohälfte passen. Falls nicht, entferne noch etwas von dem Fruchtfleisch.
- Um Sauereien zu vermeiden nimm einen Löffel, lege zuerst das Eigelb in die Avocado und fülle so viel Eiweiß hinein, bis sie gefüllt ist

- Würze die Hälften mit Salz und Pfeffer
- Backe die gefüllten Avocadohälften für rund 15 Minuten. Je nach Größe der Avocado kann sich die Garzeit stark unterscheiden. Prüfe, welche Konsistenz dir am besten gefällt
- Sobald das Eigelb die gewünschte Konsistenz hat, nehme die Avocado aus dem Ofen, lege einige Baconstücke drauf und serviere das ganze ggf. mit Toast und Tomate, oder iss sie so

Süßkartoffel Chilli

<u>Zutaten</u>

- 2 Dosen klein geschnittene Tomaten
- 1 Dose Tomatensauce
- 1 TL Chillipulver
- 1 TL Cayennepfeffer
- 1 EL Cumin
- 2 TL Paprikapulver
- 1 EL brauner Zucker
- ½ TL Salz
- 2 große Süßkartoffeln, gewürfelt
- 1 Zwiebel, klein geschnitten
- 2 Knoblauchzehen, gepresst
- 2 Dosen Kidneybohnen
- Evtl. 1 Dose Bio-Mais
- Evtl. 500g Hackfleisch vom Rind
- 1 Tasse Gemüse- oder Hühnerbrühe
- Butter zum braten

Zubereitung

- Den Mais braten, bis er leicht gebräunt ist, anschließend aus dem Topf nehmen
- Fleisch anbraten, bis es leicht gebräunt ist
- Alle anderen Zutaten in den Topf geben und langsam garen, bis die Süßkartoffeln weich sind

Lachs mit Kartoffeln

Zutaten

- 1kg kleine Kartoffeln, halbiert
- 500g Lachs
- 1 Zitrone, gepresst
- 1 TL Salz
- 3 EL Olivenöl
- Estragon, klein geschnitten
- ¼ Bund Petersilie, klein geschnitten
- 8 Basilikumblätter
- 1 Knoblauchzehe, gepresst

Für das Dressing

- Einige Handvoll gemischter Salat

Zubereitung

- Ofen auf 180° vorheizen. Zitronensaft und Salz vermengen. Kartoffeln auf ein Blech legen und mit Olivenöl, Salz, Pfeffer beträufeln. Für 20-25 Minuten backen und anschließend den Zitronensaft-Salz-Mix drübergießen. Wieder zurück in den Ofen schieben und backen, bis die Kartoffeln knusprig braun sind.

- Lachsfilets mit Salz und Pfeffer würzen. Das klein geschnittene Grünzeug mit dem Knoblauch und Olivenöl mischen. Die Mischung auf die Lachsfilets streichen. Die Lachsfilets bei geringer Temperatur in einer geschlossenen Pfanne braten, bis er durch ist.
- Lachs mit einigen Spritzern Zitronensaft zusammen mit den Kartoffeln servieren

Gegrillte Austern

Zutaten

- 1 Tasse Butter, geschmolzen
- 100g Parmesan, fein geraspelt
- ¼ Bund Petersilie, klein geschnitten
- 2 Knoblauchzehen, gepresst
- 1 EL Worcestershire-Sauce
- 1 TL Paprikapulver
- ½ TL Schwarzer Pfeffer
- 10-12 große frische Austern

Zubereitung

- Grill auf 220° aufheizen
- Die ersten 7 Zutaten mixen
- Austern auf den Grill legen und 2 EL des Gemischs in jede Auster geben
- Ungedeckt 7 min. grillen, oder bis sich die Ecken aufrollen

Kokosöl Schokokeks

Zutaten

- 150g brauner Zucker
- 20g Kartoffelstärke
- 75g Kokosöl
- 50-60g Mandelmilch
- 1 ½ TL Vanilleextrakt
- ¼ TL reines Natron (Kaiser)
- ½ TL Backpulver
- ½ TL Salz
- 185g Sorghum-Mehl
- Dunkle Schokolade, in kleinen Stücken

Zubereitung

- Ofen auf 180° aufheizen
- Backpapier auf Backblech legen und bereitstellen
- Verrühre den Zucker mit der Kartoffelstärke
- Rühe das Kokosöl unter, bis die Masse sich verdickt

- Füge das Vanilleextrakt und die Mandelmilch hinzu. Verrühre alles gut und lasse den Teig 1 Minute ruhen, um anzudicken
- Füge das Mehl, Natron, Backpulver und Salz hinzu
- Am rühre die Schokoladenstücke ein
- Forme kleine Kekshäufchen mit 2 Löffeln und lege sie auf das Backblech und ab in den Ofen
- Bei 180° für 10-11 Minuten backen

Knochenbrühe

Zutaten

- 2 EL Weidebutter
- 3 Karotten, geschält und grobe Stücke geschnitten
- 3 Stangen Sellerie, in grobe Stücke geschnitten
- 1kg Rinderknochen (aus Weidehaltung) (ggf. auch Innereien)
- Gewürze deiner Wahl: Oregano, Rosmarin, Thymian etc.
- 1-2 EL Apfelessig
- Optional noch einige Esslöffel Kollagen Protein
- Salz
- 2 Liter Wasser

Zubereitung

- In einem großen Topf Möhren und Sellerie leicht andünsten
- Knochen, Gewürze und Wasser hinzufügen

- Gebe den Apfelessig hinzu (er hilft die Nährstoffe herauszulösen)
- Lasse das ganze vor sich hin schmoren (nicht kochen!) für 8-12 Stunden
- Wenn die Brühe die gewünschte Farbe und den gewünschten Geschmack erreicht hat, hole die Knochen und das Gemüse raus
- Optional: Füge die passende Menge Kollagen Protein hinzu und rühre sie unter.
- Würze ggf. mit Salz nach
- Fülle die Brühe in Einmachgläser

7 Loslegen!

Jetzt bist du gefragt.
Du hast bis hierhin gelesen und das ist großartig!
Aber ab jetzt ist es an dir, die Infos in die Tat umzusetzen.

Und sind wir mal ehrlich. In vielen Fällen reicht es nicht, dass wir nur wissen, was uns hilft und wie es hilft. Es braucht mehr.
Und dieses „mehr“ kann ich dir nicht geben. Das musst du selbst finden.
Die Rede ist von deinem „Warum“, oder besser: deinen „Warums“

Erst, wenn du tief in dir gute Gründe findest, warum du gewisse Umstellungen in deiner Ernährung vornehmen solltest, wirst du es auch machen.

Deshalb lade ich dich ein dir einen Zettel und einen Stift zu schnappen.
Als Überschrift schreibst du auf das Blatt:

„Warum ich meine Ernährungsweise umstellen möchte:“

Und dann listest du 10 Gründe auf. Lasse dich vom Kapitel über die Vorteile eines hohen Testosteronspiegels inspirieren, aber finde auch deine eigenen, tief persönlichen Gründe, warum es Zeit ist, deine Ernährung anzupassen.

Schau dir diese Liste regelmäßig an.

Das ist keine komplizierte Diät. Denn die Mahlzeiten werden dir schmecken. Und im Gegensatz zu anderen „Diäten“ wird es dir großartig gehen.
Du wirst dich energiegeladen, fit, motiviert, fokussiert und stark fühlen.

Diese Ernährungsweise bringt deinen Körper dazu in ein hormonelles Umfeld zu schalten, das Energie freisetzt und Stress unterdrückt.

Deshalb frage ich dich jetzt: Was kannst du noch heute umsetzen?

Intermittierend fasten?
Einen Mikronährstoffsmoothie trinken, um das Fasten zu brechen?
Einige Lebensmittel von der Liste einkaufen und schädliche Lebensmittel, wie Sonnenblumenöl wegschmeißen?

Du kennst jetzt die Prinzipien einer optimalen Ernährungsweise für Männer.
Ich weiß, das war viel auf einmal.

Mache nicht den gleichen Fehler, wie die ganzen „Neujahrsvorsätzler“: Unerreichbare Ziele setzen, die nur überfordern und am Ende scheitern müssen.
Fokussiere dich stattdessen auf Gewohnheiten.
Eine nach der anderen.

Was ist die eine Gewohnheit, die du hieraus mitnehmen möchtest und die du die nächsten 30 Tage durchziehen willst?

Natürlich kannst du daneben mit anderen Prinzipien experimentieren, aber bleibe bei dieser einen Gewohnheit für 30 Tage.

Ich wünsche dir viel Erfolg damit!

Wenn dir das Buch gefallen hat, dann hinterlasse mir gerne ein Feedback auf Amazon.

P.S. Und nochmal: Das hier soll kein Dogma sein. Wenn es dir bspw. super damit geht viele Nüsse am Tag zu essen, dann bitte. Höre auf deinen Körper.
Viel zu oft schwenken wir von einem Extrem ins andere und betrachten alles in Extremen und nicht im Kontext.
Wie Chris von edubily so schön schreibt:

- "Zucker ist Zucker" – ein Liter Cola ist schlecht, folglich: Iss keine Kartoffeln.

- Honig hat zu viel Fruktose. Ein Liter einer "High fructose cornsirup"-Coke ist schlecht, folglich: Iss keinen Honig.
- Gesättigte Fette sind nicht die Ursache für Herzkreislauferkrankungen. Iss zu 80 % gesättigte Fette.
- Muskelfleisch ist gut für dich. Iss mehr Muskelfleisch in einem Monat, als eine Jäger-und-Sammler-Gruppe in einem Jahr.[106]
- Ein Vitamin-D-Mangel ist schlecht, Vitamin D ist gut, folglich ist der höchste Vitamin-D-Wert der beste.

Es ist Common Sense und Kontext gefragt. Jeder Mensch ist unterschiedlich. Aber es gibt einige Prinzipien, die tendenziell besser funktionieren als andere. Diese Prinzipien habe ich dir in diesem Werk vorgestellt.

[106] https://edubily.de/2016/05/ray-peat-zucker/

8 Bonuskapitel

8.1 Risiken von viel Testosteron – Mythos oder Wahrheit?

In jeder längeren Diskussion über das Thema Testosteron fallen früher oder später die Schlagworte Haarausfall, Prostatakrebs und Aggressivität.
Die Sorge, dass Testosteron (und vor allem sein kleiner Bruder DHT) mit diesen Problemen in enger Verbindung steht, ist weit verbreitet.
Ob und wie berechtigt sie ist, schauen wir uns jetzt an:

Testosteron und Prostatakrebs

Starten wir direkt mit dem heikelsten Thema:
[Eins vorab: Ich bin kein Arzt und gebe keine Ratschläge, wie man für sich persönlich mit diesem Thema umgehen sollte. Das sind lediglich Informationen und Schlüsse, die ich aus dem mir vorliegenden Quellenmaterial gewonnen habe und von denen ich denke, dass sie für jeden interessant sind. Prüfe

gerne die Quellen, um noch tiefer einzusteigen und dir selbst eine Meinung zu bilden.]

Seitdem erkannt wurde, dass das Wachstum von Prostatakrebs durch das Unterdrücken von Testosteron gestoppt werden kann, wird oft angenommen, dass Testosteron auch an der Entstehung schuld ist. Erst einmal: Es lässt sich nicht leugnen, dass diese Therapieform erfolgreich ist. Das liegt daran, dass Testosteron das Wachstum von Prostatazellen im Allgemeinen stimuliert. Das ist grundsätzlich nichts Schlechtes, aber es wird dann ein Problem, wenn Tumorgewebe in der Prostata entstanden ist. Dann lässt Testosteron nicht nur die gesunden Prostatazellen wachsen, sondern auch die Krebszellen in der Prostata. Wenn jetzt Testosteron komplett abgedreht wird, dann stoppt das gesamte Wachstum in diesem Bereich und es wird verhindert, dass der Tumor sich weiter ausbreitet. (Solang die Zellen nicht „kastrationsresistent“ geworden sind.)

ABER die „hormonelle Kastration“ wirkt eben nur, wenn der Krebs schon existiert. Das Wachstum kann gestoppt werden, wenn der Krebs schon da ist, aber ein Zusammenhang zwischen der Entstehung von Krebs und einem hohen Testosteronspiegel existiert nicht.[107]

Und es ist auch ein Fehlschluss zu glauben, dass selbst bei einem bestehenden Krebs gilt: Je höher der Testosteronspiegel, desto schneller das Wachstum. Denn die Prostata kann nur eine gewisse Menge an Testosteron enthalten, ist also irgendwann gesättigt. Und diese Sättigungsmenge ist nicht außergewöhnlich hoch. Die Testosteronkonzentration im Blut kann also wesentlich höher sein als die in der Prostata. Und alles was über diese Sättigungsmenge hinausgeht, lässt den Krebs eben nicht schneller wachsen. Diesen Schluss lässt das auf aktuellen Studien basierte „Sättigungsmodell“ zu.

Also bis hier hin zusammengefasst: 1. Es gibt keinen Zusammenhang zwischen der Entstehung von Prostatakrebs und hohem Testosteron und 2. ein überdurchschnittlich hoher Testosteronspiegel führt nicht zu einem schnelleren Wachstum als ein „normaler“ da die Prostata schon bei einigermaßen niedrigen

---

[107] http://prostatakrebs-tipps.de/testosteron/

Mengen gesättigt ist und eine hohe Testosteronkonzentration im Blut scheint auf sie keinen Einfluss zu haben.[108]

Dr. Morgentaler, ein Professor für Chirurgie an der Harvard Medical School geht noch einen Schritt weiter. In seinen Studien kommt er sogar zu dem Ergebnis, dass niedrige Testosteronwerte mit einem erhöhten Risiko für Prostatakrebs einhergehen. So erkrankten seine Patienten, die niedrige Testosteronspiegel aufweisen, im Schnitt häufiger an PK.

Testosteron und Haarausfall

Auch hier spielt das Hormon eine wichtige Rolle. Aber nicht die wichtigste…

Der Zusammenhang sieht so aus: (Unter anderem) In der Kopfhaut wird das sogenannte 5-Alpha-Reduktase-Enzym hergestellt. Das ist dafür zuständig Testosteron in Dihydrotestosteron (DHT) umzuwandeln. DHT ist wie der kleine Bruder von Testosteron, nur das es wesentlich stärker und effizienter ist. Es

108 http://www.lifeextension.com/magazine/2008/12/destroying-the-myth-about-testosterone-replacement-prostate-cancer/page-02

dockt leichter an den Androgenrezeptoren an und ist länger aktiv als Testosteron selbst.[109]
Nun kann es sein, dass deine Haarfollikel sehr sensibel auf DHT reagieren. Dann wird die Nährstoffaufnahme der Haare behindert und fallen irgendwann aus. Jetzt kommt allerdings das große ABER: Denn ob deine Haarfollikel so sensibel auf DHT reagieren, hängt davon ab, ob du das sogenannte male-pattern baldness gene (MPB) hast.[110]
Wenn du es hast, dann besteht durchaus ein Zusammenhang zwischen hohen DHT-Werten und Haarsaufall, wenn du es nicht hast, dann besteht keiner. Eine Studie kommt sogar zu dem Ergebnis, dass ein hoher DHT-Spiegel mit einem 35% geringeren Risiko für Haarausfall zusammenhängt.[111]

[109] Grino et al. 1990
[110] Bang et al. 2004
[111] Demark-Wahnefried et al. 1997

Testosteron und Aggressionen

Der Mythos das Testosteron vor allem aggressiv und kampfeslustig macht, hält sich ebenfalls sehr hartnäckig. Und es lässt sich nicht bestreiten, dass ein Zusammenhang besteht, doch welcher genau und in was für einer Wechselwirkung lässt sich nicht so einfach sagen.

Schauen wir uns das Datenmaterial an:

In Studien mit Tieren wurde herausgefunden, dass ein erhöhter Testosteronspiegel in der Tat mit einer größeren Wahrscheinlichkeit für körperliche Auseinandersetzungen einhergeht, wenn es um das eigene Territorium, den Rang, oder das begehrteste Weibchen geht. Weniger entscheidend scheint Testosteron dagegen bei Aggressionsformen zu sein, die sich nicht gegen Konkurrenten der eigenen Art richten, beispielsweise bei der Jagd.[112]

Und auch bei Menschen existiert hier ein Zusammenhang. So belegen Auswertungen von Disziplinarberichten, dass Gefängnisinsassen mit höheren Testosteronwerten im Schnitt häufiger in Konflikte

---

[112] Giammanco et al. 2005

mit anderen Häftlingen verwickelt waren. Männer genauso wie Frauen.[113]

Es liegt also tatsächlich die Schlussfolgerung nahe, dass Testosteron aggressiv macht – so leicht ist die Sache allerdings ist.

Denn der Testosteronspiegel verändert sich auch in Reaktion auf bestimmte Situationen. Beispielsweise schauen wir uns am Ende an, wie du schon durch eine Veränderung deiner Körpersprache nachweislich deinen Testosteronspiegel steigern kannst. Also es muss nicht der hohe Testosteronspiegel sein, der zu Aggressionen führt, sondern es tritt auch der umgekehrte Fall ein: Aggressives Verhalten erhöht den Testosteronspiegel. Es kann also sein, dass die streitbaren Insassen nicht aggressiver sind, weil sie hohe Testosteronwerte haben, sondern umgekehrt: Sie haben einen höheren Testosteronspiegel, weil sie aggressiver sind. Ihre Aggressionen werden dann durch ganz andere Faktoren erklärt – der Testosteronspiegel reagiert nur auf das Verhalten.

---

[113] https://www.sciencedirect.com/science/article/pii/019188699400177T

Ganz einseitig lässt sich der Zusammenhang also nicht betrachten. Und es gibt sogar Studien die zeigen, dass ein hoher Testosteronspiegel den Gerechtigkeitssinn fördert und prosoziales Verhalten unterstützt.

So stellen Maarten Boksem et al. von der Radboud-Universität in Nimwegen fest, dass Menschen sich eher „positiv reziprok“ verhalten, nachdem ihnen Testosteron verabreicht wurde. In einem Spiel revanchierten sich diese Teilnehmer, wenn andere ihnen vorab Vertrauen in Form einer größeren Geldsumme geschenkt hatten.[114]

Ein weiteres berühmtes Experiment ist das folgende: Ein Proband (A) verfügt über einen Geldbetrag und er muss dem anderen Teilnehmer (B) ein Angebot machen, wie viel er ihm davon abgibt. B kann annehmen oder ablehnen. Wenn B ablehnt, dann verlieren beide das komplette Geld, wenn B annimmt, behalten beide den Geldbetrag, den A jeweils zugeteilt hat.

[114] Boksem et al. 2013

Probanden, die vorher ein Testosteronpräparat verabreicht bekamen, machten ihrem Gegenüber im Schnitt fairere Angebote.[115]

Das klingt erstmal paradox, aber Forscher erklären sich diese doppelte Funktion von Testosteron folgendermaßen: Wenn ein Konkurrent anwesend ist/der Proband sich in einer starken Wettbewerbssituation befindet, dann fördert Testosteron eher Aggressivität und dominantes Auftreten. Wenn dagegen der eigene Status als gesichert erscheint, dann fördert es prosoziales Verhalten. Und der Zusammenhang zwischen Testosteron und dem sozialen Verhalten ist nach aktuellen Studien sogar der stärkere.[116]

Kapitelzusammenfassung

Meiner Meinung nach ist die Sorge vor negativen Auswirkungen eines hohen Testosteronspiegels ziemlich unbegründet. Und nenn mich voreingenommen, aber für mich spricht das Datenmaterial eine

115 http://www.spektrum.de/news/testosteron-das-unterschaetzte-hormon/1303615

116 https://www.psychologytoday.com/blog/the-athletes-way/201310/testosterone-fuels-both-competition-and-protectiveness

klare Sprache: Es lohnt sich den Testosteronspiegel auf natürliche Weise zu steigern. Vor allem wenn man sich noch die enormen Vorteile vor Augen hält, die es sonst noch mit sich bringt.

9 Literaturverzeichnis

Ahlbom, Eva; Prins, Gail S.; Ceccatelli, Sandra (2001): Testosterone protects cerebellar granule cells from oxidative stress-induced cell death through a receptor mediated mechanism. In: *Brain Research* 892 (2), S. 255–262. DOI: 10.1016/S0006-8993(00)03155-3.

Ahmad, Mohammad Kaleem; Mahdi, Abbas Ali; Shukla, Kamla Kant; Islam, Najmul; Rajender, Singh; Madhukar, Dama et al. (2010): Withania somnifera improves semen quality by regulating reproductive hormone levels and oxidative stress in seminal plasma of infertile males. In: *Fertility and sterility* 94 (3), S. 989–996. DOI: 10.1016/j.fertnstert.2009.04.046.

Akdogan, Mehmet; Ozguner, Meltem; Kocak, Ahmet; Oncu, Meral; Cicek, Ekrem (2004): Effects of peppermint teas on plasma testosterone, follicle-stimulating hormone, and luteinizing hormone levels and testicular tissue in rats. In: *Urology* 64 (2), S. 394–398. DOI: 10.1016/j.urology.2004.03.046.

Akdoğan, Mehmet; Tamer, Mehmet Numan; Cüre, Erkan; Cüre, Medine Cumhur; Köroğlu, Banu Kale; Delibaş, Namik (2007): Effect of spearmint (Mentha spicata Labiatae) teas on androgen levels in women with hirsutism. In: *Phytotherapy research : PTR* 21 (5), S. 444–447. DOI: 10.1002/ptr.2074.

Aksungar, Fehime B.; Topkaya, Aynur E.; Akyildiz, Mahmut (2007): Interleukin-6, C-reactive protein and biochemical parameters during prolonged intermittent fasting. In: *Annals of nutrition & metabolism* 51 (1), S. 88–95. DOI: 10.1159/000100954.

Amanatkar, Hamid R.; Chibnall, John T.; Seo, Byung-Woun; Manepalli, Jothika N.; Grossberg, George T. (2014): Impact of exogenous testosterone on mood: a systematic review and meta-analysis of randomized placebo-controlled trials. In: *Annals of clinical psychiatry : official journal of the American Academy of Clinical Psychiatrists* 26 (1), S. 19–32.

Anderson, K. E.; Rosner, W.; Khan, M. S.; New, M. I.; Pang, S. Y.; Wissel, P. S.; Kappas, A. (1987): Diet-hormone interactions: protein/carbohydrate ratio alters reciprocally the plasma levels of testosterone and cortisol and their respective binding globulins in man. In: *Life sciences* 40 (18), S. 1761–1768.

Arazi, H.; Rahmaninia, F.; Hosseini, K.; Asadi, A. (2015): Effects of short term creatine supplementation and resistance exercises on resting hormonal and cardiovascular responses. In: *Science & Sports* 30 (2), S. 105–109. DOI: 10.1016/j.scispo.2014.03.006.

Armanini, D.; Bonanni, G.; Palermo, M. (1999): Reduction of serum testosterone in men by licorice. In: *The New England journal of medicine* 341 (15), S. 1158. DOI: 10.1056/NEJM199910073411515.

Astrup, Arne; Meinert Larsen, Thomas; Harper, Angela (2004): Atkins and other low-carbohydrate diets: hoax or an effective tool for weight loss? In: *Lancet (London, England)* 364 (9437), S. 897–899. DOI: 10.1016/S0140-6736(04)16986-9.

Bang, Hyo Jung; Yang, Yoon Jung; Lho, Dong Seok; Lee, Won-Yong; Sim, Woo Young; Chung, Bong Chul (2004): Comparative studies on level of androgens in hair and plasma with premature male-pattern baldness. In: *Journal of dermatological science* 34 (1), S. 11–16.

BEST, C. H.; HARTROFT, W. S. (1949): Liver damage produced by feeding alcohol or sugar and its prevention by cholin. In: *British medical journal* 2 (4635), 1002-6, pl.

Bhasin, S.; Woodhouse, L.; Casaburi, R.; Singh, A. B.; Bhasin, D.; Berman, N. et al. (2001): Testosterone dose-response relationships in healthy young men. In: *American journal of physiology. Endocrinology and metabolism* 281 (6), E1172-81. DOI: 10.1152/ajpendo.2001.281.6.E1172.

Boksem, Maarten A. S.; Mehta, Pranjal H.; van den Bergh, Bram; van Son, Veerle; Trautmann, Stefan T.; Roelofs, Karin et al. (2013): Testosterone inhibits trust but promotes reciprocity. In: *Psychological science* 24 (11), S. 2306–2314. DOI: 10.1177/0956797613495063.

Cameron, Jameason D.; Cyr, Marie-Josée; Doucet, Eric (2010): Increased meal frequency does not promote greater weight loss in subjects who were prescribed an 8-week equi-energetic energy-restricted diet. In: *The British journal of nutrition* 103 (8), S. 1098–1101. DOI: 10.1017/S0007114509992984.

Chandrasekhar, K.; Kapoor, Jyoti; Anishetty, Sridhar (2012): A prospective, randomized double-blind, placebo-controlled study of safety and efficacy of a high-concentration full-spectrum extract of ashwagandha root in reducing stress and anxiety in adults. In: *Indian journal of psychological medicine* 34 (3), S. 255–262. DOI: 10.4103/0253-7176.106022.

Charrière, Nathalie; Montani, Jean-Pierre; Dulloo, Abdul G. (2016): Postprandial thermogenesis and respiratory quotient in response to galactose: comparison with glucose and fructose in healthy young adults. In: *Journal of nutritional science* 5, e4. DOI: 10.1017/jns.2015.41.

Chavarro, Jorge E.; Toth, Thomas L.; Sadio, Sonita M.; Hauser, Russ (2008): Soy food and isoflavone intake in relation to semen quality parameters among men from an infertility clinic. In: *Human reproduction (Oxford, England)* 23 (11), S. 2584–2590. DOI: 10.1093/humrep/den243.

Cinar, Vedat; Baltaci, Abdulkerim Kasim; Mogulkoc, Rasim; Kilic, Mehmet (2009): Testosterone levels in athletes at rest and exhaustion: effects of calcium supplementation. In: *Biological trace element research* 129 (1-3), S. 65–69. DOI: 10.1007/s12011-008-8294-5.

Coates, J. M.; Herbert, J. (2008): Endogenous steroids and financial risk taking on a London trading floor. In: *Proceedings of the National Academy of Sciences of the United States of America* 105 (16), S. 6167–6172. DOI: 10.1073/pnas.0704025105.

Dabbs, James M.; Mallinger, Alison (1999): High testosterone levels predict low voice pitchamong men. In: *Personality and Individual Differences* 27 (4), S. 801–804. DOI: 10.1016/S0191-8869(98)00272-4.

Deldicque, Louise; Bock, Katrien de; Maris, Michael; Ramaekers, Monique; Nielens, Henri; Francaux, Marc; Hespel, Peter (2010): Increased p70s6k phosphorylation during intake of a protein-carbohydrate drink following resistance exercise in the fasted state. In: *European journal of applied physiology* 108 (4), S. 791–800.

Demark-Wahnefried, W.; Lesko, S. M.; Conaway, M. R.; Robertson, C. N.; Clark, R. V.; Lobaugh, B. et al. (1997): Serum androgens: associations with prostate cancer risk and hair patterning. In: *Journal of andrology* 18 (5), S. 495–500.

Dillingham, Barbara L.; McVeigh, Brianne L.; Lampe, Johanna W.; Duncan, Alison M. (2005): Soy protein isolates of varying isoflavone content exert minor effects on serum reproductive hormones in healthy young men. In: *The Journal of nutrition* 135 (3), S. 584–591. DOI: 10.1093/jn/135.3.584.

Fanciulli, G.; Dettori, A.; Demontis, M. P.; Anania, V.; Delitala, G. (2004): Serum prolactin levels after administration of the alimentary opioid peptide gluten exorphin B4 in male rats. In: *Nutritional neuroscience* 7 (1), S. 53–55. DOI: 10.1080/1028415042000194630.

Farnsworth, Emma; Luscombe, Natalie D.; Noakes, Manny; Wittert, Gary; Argyiou, Eleni; Clifton, Peter M. (2003): Effect of a high-protein, energy-restricted diet on body composition, glycemic control, and lipid concentrations in overweight and obese hyperinsulinemic men and women. In: *The American Journal of Clinical Nutrition* 78 (1), S. 31–39. DOI: 10.1093/ajcn/78.1.31.

Flynn, K. M.; Ferguson, S. A.; Delclos, K. B.; Newbold, R. R. (2000): Effects of genistein exposure on sexually dimorphic behaviors in rats. In: *Toxicological sciences : an official journal of the Society of Toxicology* 55 (2), S. 311–319.

Ganmaa, D.; Wang, P. Y.; Qin, L. Q.; Hoshi, K.; Sato, A. (2001): Is milk responsible for male reproductive disorders? In: *Medical hypotheses* 57 (4), S. 510–514. DOI: 10.1054/mehy.2001.1380.

Gelfand, R. A.; Sherwin, R. S. (1986): Nitrogen conservation in starvation revisited: protein sparing with intravenous fructose. In: *Metabolism: clinical and experimental* 35 (1), S. 37–44.

Giammanco, Marco; Tabacchi, Garden; Giammanco, Santo; Di Majo, Danila; La Guardia, Maurizio (2005): Testosterone and aggressiveness. In: *Medical science monitor : international medical journal of experimental and clinical research* 11 (4), RA136-45.

Gleeson, Michael; Bishop, Nicolette C. (2000): Modification of immune responses to exercise by carbohydrate, glutamine and anti-oxidant supplements. In: *Immunol Cell Biol* 78 (5), S. 554–561.

Golay, A.; Allaz, A. F.; Morel, Y.; Tonnac, N. de; Tankova, S.; Reaven, G. (1996): Similar weight loss with low- or high-carbohydrate diets. In: *The American Journal of Clinical Nutrition* 63 (2), S. 174–178. DOI: 10.1093/ajcn/63.2.174.

Granata, G. P.; Brandon, L. J. (2002): The Thermic Effect of Food and Obesity. Discrepant Results and Methodological Variations. In: *Nutrition Reviews* 60 (8), S. 223–233. DOI: 10.1301/002966402320289359.

Griggs, R. C.; Kingston, W.; Jozefowicz, R. F.; Herr, B. E.; Forbes, G.; Halliday, D. (1989): Effect of testosterone on muscle mass and muscle protein synthesis. In: *Journal of applied physiology (Bethesda, Md. : 1985)* 66 (1), S. 498–503. DOI: 10.1152/jappl.1989.66.1.498.

Grino, P. B.; Griffin, J. E.; Wilson, J. D. (1990): Testosterone at high concentrations interacts with the human androgen receptor similarly to dihydrotestosterone. In: *Endocrinology* 126 (2), S. 1165–1172. DOI: 10.1210/endo-126-2-1165.

Gür, Emel; Ercan, Oya; Can, Günay; Akkuş, Semra; Güzelöz, Sima; Ciftcili, Serdar et al. (2003): Prevalence and risk factors of iodine deficiency among schoolchildren. In: *Journal of tropical pediatrics* 49 (3), S. 168–171. DOI: 10.1093/tropej/49.3.168.

Habito, R. C.; Ball, M. J. (2001): Postprandial changes in sex hormones after meals of different composition. In: *Metabolism: clinical and experimental* 50 (5), S. 505–511. DOI: 10.1053/meta.2001.20973.

Hall, K. D. (2008a): What is the required energy deficit per unit weight loss? In: *International journal of obesity (2005)* 32 (3), S. 573–576. DOI: 10.1038/sj.ijo.0803720.

Hall, K. D. (2008b): What is the required energy deficit per unit weight loss? In: *International journal of obesity (2005)* 32 (3), S. 573–576. DOI: 10.1038/sj.ijo.0803720.

Hammond, Jennifer; Le, Quynh; Goodyer, Cynthia; Gelfand, Morrie; Trifiro, Mark; LeBlanc, Andrea (2001): Testosterone-mediated neuroprotection through the androgen receptor in human primary neurons. In: *Journal of Neurochemistry* 77 (5), S. 1319–1326. DOI: 10.1046/j.1471-4159.2001.00345.x.

Hartman, M. L.; Veldhuis, J. D.; Johnson, M. L.; Lee, M. M.; Alberti, K. G.; Samojlik, E.; Thorner, M. O. (1992): Augmented growth hormone (GH) secretory burst frequency and amplitude mediate enhanced GH secretion during a two-day fast in normal men. In: *The Journal of clinical endocrinology and metabolism* 74 (4), S. 757–765. DOI: 10.1210/jcem.74.4.1548337.

Hogervorst, E.; Bandelow, S.; Combrinck, M.; Smith, A. D. (2004): Low free testosterone is an independent risk factor for Alzheimer's disease. In: *Experimental gerontology* 39 (11-12), S. 1633–1639. DOI: 10.1016/j.exger.2004.06.019.

Howie, B. J.; Shultz, T. D. (1985): Dietary and hormonal interrelationships among vegetarian Seventh-Day Adventists and nonvegetarian men. In: *The American Journal of Clinical Nutrition* 42 (1), S. 127–134.

Irwig, M. S.; Childs, K.; Hancock, A. B. (2017): Effects of testosterone on the transgender male voice. In: *Andrology* 5 (1), S. 107–112. DOI: 10.1111/andr.12278.

Jacka, Felice N.; Overland, Simon; Stewart, Robert; Tell, Grethe S.; Bjelland, Ingvar; Mykletun, Arnstein (2009): Association between magnesium intake and depression and anxiety in community-dwelling adults: the Hordaland Health Study. In: *The Australian and New Zealand journal of psychiatry* 43 (1), S. 45–52. DOI: 10.1080/00048670802534408.

Kapil, Umesh (2007): Health consequences of iodine deficiency. In: *Sultan Qaboos University medical journal* 7 (3), S. 267–272.

King, Austin; Ashby, Jon; Nelson, Charles (2001): Effects of Testosterone Replacement on a Male Professional Singer. In: *Journal of Voice* 15 (4), S. 553–557. DOI: 10.1016/S0892-1997(01)00055-8.

Kraemer, William J.; Solomon-Hill, Glenn; Volk, Brittanie M.; Kupchak, Brian R.; Looney, David P.; Dunn-Lewis, Courtenay et al. (2013): The effects of soy and whey protein supplementation on acute hormonal reponses to resistance exercise in men. In: *Journal of the American College of Nutrition* 32 (1), S. 66–74. DOI: 10.1080/07315724.2013.770648.

Lane, Amy R.; Duke, Joseph W.; Hackney, Anthony C. (2010): Influence of dietary carbohydrate intake on the free testosterone: cortisol ratio responses to short-term intensive exercise training. In: *European journal of applied physiology* 108 (6), S. 1125–1131. DOI: 10.1007/s00421-009-1220-5.

Leibel, R. L.; Hirsch, J.; Appel, B. E.; Checani, G. C. (1992): Energy intake required to maintain body weight is not affected by wide variation in diet composition. In: *The American Journal of Clinical Nutrition* 55 (2), S. 350–355. DOI: 10.1093/ajcn/55.2.350.

Lemon, P. W. (1998): Effects of exercise on dietary protein requirements. In: *International journal of sport nutrition* 8 (4), S. 426–447.

Levy, J. R.; Faber, K. A.; Ayyash, L.; Hughes, C. L. (1995): The effect of prenatal exposure to the phytoestrogen genistein on sexual differentiation in rats. In: *Proceedings of the Society for Experimental Biology and Medicine. Society for Experimental Biology and Medicine (New York, N.Y.)* 208 (1), S. 60–66.

Lund, Trent D.; Munson, Daniel J.; Haldy, Megan E.; Setchell, Kenneth D. R.; Lephart, Edwin D.; Handa, Robert J. (2004): Equol is a novel anti-androgen that inhibits prostate growth and hormone feedback. In: *Biology of reproduction* 70 (4), S. 1188–1195. DOI: 10.1095/biolreprod.103.023713.

Luscombe-Marsh, Natalie D.; Noakes, Manny; Wittert, Gary A.; Keogh, Jennifer B.; Foster, Paul; Clifton, Peter M. (2005): Carbohydrate-restricted diets high in either monounsaturated fat or protein are equally effective at promoting fat loss and improving blood lipids. In: *The American Journal of Clinical Nutrition* 81 (4), S. 762–772. DOI: 10.1093/ajcn/81.4.762.

Macaluso, Filippo; Morici, Giuseppe; Catanese, Patrizia; Ardizzone, Nella M.; Marino Gammazza, Antonella; Bonsignore, Giuseppe et al. (2012): Effect of conjugated linoleic acid on testosterone levels in vitro and in vivo after an acute bout of resistance exercise. In: *Journal of strength and conditioning research* 26 (6), S. 1667–1674. DOI: 10.1519/JSC.0b013e318231ab78.

Mahdi, Abbas Ali; Shukla, Kamla Kant; Ahmad, Mohammad Kaleem; Rajender, Singh; Shankhwar, Satya Narain; Singh, Vishwajeet; Dalela, Deepansh (2009): Withania somnifera Improves Semen Quality in Stress-Related Male Fertility. In: *Evidence-based complementary and alternative medicine : eCAM. DOI:* 10.1093/ecam/nep138.

Maruyama, Kazumi; Oshima, Tomoe; Ohyama, Kenji (2010): Exposure to exogenous estrogen through intake of commercial milk produced from pregnant cows. In: *Pediatrics international : official journal of the Japan Pediatric Society* 52 (1), S. 33–38. DOI: 10.1111/j.1442-200X.2009.02890.x.

Mazur, A.; Booth, A. (1998): Testosterone and dominance in men. In: *The Behavioral and brain sciences* 21 (3), 353-63; discussion 363-97.

Mensink, Ronald P.; Zock, Peter L.; Kester, Arnold D. M.; Katan, Martijn B. (2003): Effects of dietary fatty acids and carbohydrates on the ratio of serum total to HDL cholesterol and on serum lipids and apolipoproteins: a meta-analysis of 60 controlled trials. In: *The American Journal of Clinical Nutrition* 77 (5), S. 1146–1155. DOI: 10.1093/ajcn/77.5.1146.

Merimee, T. J.; Pulkkinen, A. J.; Burton, C. E. (1976): Diet-induced alterations of hGH secretion in man. In: *The Journal of clinical endocrinology and metabolism* 42 (5), S. 931–937. DOI: 10.1210/jcem-42-5-931.

Moffat, Scott D.; Zonderman, Alan B.; Metter, E. Jeffrey; Blackman, Marc R.; Harman, S. Mitchell; Resnick, Susan M. (2002): Longitudinal assessment of serum free testosterone concentration predicts memory performance and cognitive status in elderly men. In: *The Journal of clinical endocrinology and metabolism* 87 (11), S. 5001–5007. DOI: 10.1210/jc.2002-020419.

Moore, M. C.; Cherrington, A. D.; Mann, S. L.; Davis, S. N. (2000): Acute fructose administration decreases the glycemic response to an oral glucose tolerance test in normal adults. In: *The Journal of clinical endocrinology and metabolism* 85 (12), S. 4515–4519. DOI: 10.1210/jcem.85.12.7053.

Nowak, Debra A.; Snyder, Denise C.; Brown, Ann J.; Demark-Wahnefried, Wendy (2007): The Effect of Flaxseed Supplementation on Hormonal Levels Associated with Polycystic Ovarian Syndrome: A Case Study. In: *Current topics in nutraceutical research* 5 (4), S. 177–181.

Okada, Keisuke; Yamaguchi, Kohei; Chiba, Koji; Miyake, Hideaki; Fujisawa, Masato (2014): Comprehensive evaluation of androgen replacement therapy in aging Japanese men with late-onset hypogonadism. In: *The aging male : the official journal of the International Society for the Study of the Aging Male* 17 (2), S. 72–75. DOI: 10.3109/13685538.2014.888052.

Oluboyo, A. O.; Adijeh, R. U.; Onyenekwe, C. C.; Oluboyo, B. O.; Mbaeri, T. C.; Odiegwu, C. N. et al. (2012): Relationship between serum levels of testosterone, zinc and selenium in infertile males attending fertility clinic in Nnewi, south east Nigeria. In: *African journal of medicine and medical sciences* 41 Suppl, S. 51–54.

Parker, Barbara; Noakes, Manny; Luscombe, Natalie; Clifton, Peter (2002): Effect of a high-protein, high-monounsaturated fat weight loss diet on glycemic control and lipid levels in type 2 diabetes. In: *Diabetes care* 25 (3), S. 425–430.

Pasquali, R.; Casimirri, F.; Iasio, R. de; Mesini, P.; Boschi, S.; Chierici, R. et al. (1995): Insulin regulates testosterone and sex hormone-binding globulin concentrations in adult normal weight and obese men. In: *The Journal of clinical endocrinology and metabolism* 80 (2), S. 654–658. DOI: 10.1210/jcem.80.2.7852532.

Penton-Voak, Ian S.; Chen, Jennie Y. (2004): High salivary testosterone is linked to masculine male facial appearance in humans. In:

Evolution and Human Behavior 25 (4), S. 229–241. DOI: 10.1016/j.evolhumbehav.2004.04.003.

Remig, Valentina; Franklin, Barry; Margolis, Simeon; Kostas, Georgia; Nece, Theresa; Street, James C. (2010): Trans fats in America: a review of their use, consumption, health implications, and regulation. In: *Journal of the American Dietetic Association* 110 (4), S. 585–592. DOI: 10.1016/j.jada.2009.12.024.

Röjdmark, S. (1987): Influence of short-term fasting on the pituitary-testicular axis in normal men. In: *Hormone research* 25 (3), S. 140–146. DOI: 10.1159/000180645.

Roland, Alison V.; Moenter, Suzanne M. (2011): Regulation of gonadotropin-releasing hormone neurons by glucose. In: *Trends in endocrinology and metabolism: TEM* 22 (11), S. 443–449. DOI: 10.1016/j.tem.2011.07.001.

Saden-Krehula, M.; Tajić, M.; Kolbah, D. (1971): Testosterone, epitestosterone and androstenedione in the pollen of Scotch pine P. silvestris L. In: *Experientia* 27 (1), S. 108–109.

Safarinejad, Mohammad Reza; Safarinejad, Shiva (2009): Efficacy of selenium and/or N-acetyl-cysteine for improving semen parameters in infertile men: a double-blind, placebo controlled, randomized study. In: *The Journal of urology* 181 (2), S. 741–751. DOI: 10.1016/j.juro.2008.10.015.

Sapienza, Paola; Zingales, Luigi; Maestripieri, Dario (2009): Gender differences in financial risk aversion and career choices are affected by testosterone. In: *Proceedings of the National Academy of Sciences of the United States of America* 106 (36), S. 15268–15273. DOI: 10.1073/pnas.0907352106.

Sargrad, Karin R.; Homko, Carol; Mozzoli, Maria; Boden, Guenther (2005): Effect of high protein vs high carbohydrate intake on insulin sensitivity, body weight, hemoglobin A1c, and blood pressure in patients with type 2 diabetes mellitus. In: *Journal of the American Dietetic Association* 105 (4), S. 573–580. DOI: 10.1016/j.jada.2005.01.009.

Satyanarayana, U. (2014): Biochemistry. 4th ed. London: Elsevier Health Sciences APAC. Online verfügbar unter http://search.ebscohost.com/login.aspx?direct=true&scope=site&db=nlebk&db=nlabk&AN=759669.

Schiavi, R. C.; Schreiner-Engel, P.; White, D.; Mandeli, J. (1991): The relationship between pituitary-gonadal function and sexual behavior in healthy aging men. In: *Psychosomatic medicine* 53 (4), S. 363–374.

Schilling, B. K.; Stone, M. H.; Utter, A.; Kearney, J. T.; Johnson, M.; Coglianese, R. et al. (2001): Creatine supplementation and health variables: a retrospective study. In: *Medicine and science in sports and exercise* 33 (2), S. 183–188.

Schneider, G.; Kirschner, M. A.; Berkowitz, R.; Ertel, N. H. (1979): Increased estrogen production in obese men. In: *The Journal of clinical endocrinology and metabolism* 48 (4), S. 633–638. DOI: 10.1210/jcem-48-4-633.

Shiota, Masakazu; Galassetti, Pietro; Igawa, Kayano; Neal, Doss W.; Cherrington, Alan D. (2005): Inclusion of low amounts of fructose with an intraportal glucose load increases net hepatic glucose uptake in the presence of relative insulin deficiency in dog. In: *American journal of physiology. Endocrinology and metabolism* 288 (6), E1160-7. DOI: 10.1152/ajpendo.00391.2004.

Siepmann, Timo; Roofeh, Joseph; Kiefer, Florian W.; Edelson, David G. (2011): Hypogonadism and erectile dysfunction associated with soy product consumption. In: *Nutrition (Burbank, Los Angeles County, Calif.)* 27 (7-8), S. 859–862. DOI: 10.1016/j.nut.2010.10.018.

Sierksma, Aafje; Sarkola, Taisto; Eriksson, C. J. Peter; van der Gaag, Martijn S.; Grobbee, Diederick E.; Hendriks, Henk F. J. (2004): Effect of moderate alcohol consumption on plasma dehydroepiandrosterone sulfate, testosterone, and estradiol levels in middle-aged men and postmenopausal women: a diet-controlled intervention study. In: *Alcoholism, clinical and experimental research* 28 (5), S. 780–785.

Simopoulos, A. P. (2006): Evolutionary aspects of diet, the omega-6/omega-3 ratio and genetic variation: nutritional implications for chronic diseases. In: *Biomedicine & pharmacotherapy = Biomedecine & pharmacotherapie* 60 (9), S. 502–507. DOI: 10.1016/j.biopha.2006.07.080.

Singh, Rajan; Artaza, Jorge N.; Taylor, Wayne E.; Braga, Melissa; Yuan, Xin; Gonzalez-Cadavid, Nestor F.; Bhasin, Shalender (2006): Testosterone inhibits adipogenic differentiation in 3T3-L1 cells: nuclear translocation of androgen receptor complex with beta-catenin and T-cell factor 4 may bypass canonical Wnt signaling to down-regulate adipogenic transcription factors. In: *Endocrinology* 147 (1), S. 141–154. DOI: 10.1210/en.2004-1649.

Siri-Tarino, Patty W.; Sun, Qi; Hu, Frank B.; Krauss, Ronald M. (2010): Meta-analysis of prospective cohort studies evaluating the association of saturated fat with cardiovascular disease. In: *The American Journal of Clinical Nutrition* 91 (3), S. 535–546. DOI: 10.3945/ajcn.2009.27725.

Traish, Abdulamaged M.; Saad, Farid; Guay, Andre (2009): The dark side of testosterone deficiency: II. Type 2 diabetes and insulin resistance. In: *Journal of andrology* 30 (1), S. 23–32. DOI: 10.2164/jandrol.108.005751.

Travison, Thomas G.; Morley, John E.; Araujo, Andre B.; O'Donnell, Amy B.; McKinlay, John B. (2006): The relationship between libido and testosterone levels in aging men. In: *The Journal of clinical endocrinology and metabolism* 91 (7), S. 2509–2513. DOI: 10.1210/jc.2005-2508.

Välimäki, M.; Tuominen, J. A.; Huhtaniemi, I.; Ylikahri, R. (1990): The pulsatile secretion of gonadotropins and growth hormone, and the biological activity of luteinizing hormone in men acutely intoxicated with ethanol. In: *Alcoholism, clinical and experimental research* 14 (6), S. 928–931.

Vermeulen, A.; Goemaere, S.; Kaufman, J. M. (1999): Testosterone, body composition and aging. In: *Journal of endocrinological investigation* 22 (5 Suppl), S. 110–116.

Volek, Jeff S.; Kraemer, William J.; Bush, Jill A.; Incledon, Thomas; Boetes, Mark (1997): Testosterone and cortisol in relationship to dietary nutrients and resistance exercise. In: *J Appl Physiol* 82 (1), S. 49.

Welle, S.; Jozefowicz, R.; Forbes, G.; Griggs, R. C. (1992): Effect of testosterone on metabolic rate and body composition in normal men and men with muscular dystrophy. In: *The Journal of clinical endocrinology and metabolism* 74 (2), S. 332–335. DOI: 10.1210/jcem.74.2.1730811.

Yamagishi, Kazumasa; Iso, Hiroyasu; Yatsuya, Hiroshi; Tanabe, Naohito; Date, Chigusa; Kikuchi, Shogo et al. (2010): Dietary intake of saturated fatty acids and mortality from cardiovascular disease in Japanese: the Japan Collaborative Cohort Study for Evaluation of Cancer Risk (JACC) Study. In: *The American Journal of Clinical Nutrition* 92 (4), S. 759–765. DOI: 10.3945/ajcn.2009.29146.

Yang, Jiancheng; Wu, Gaofeng; Feng, Ying; Lv, Qiufeng; Lin, Shumei; Hu, Jianmin (2010a): Effects of taurine on male reproduction in rats of different ages. In: *Journal of biomedical science* 17 Suppl 1, S9. DOI: 10.1186/1423-0127-17-S1-S9.

Yang, Jiancheng; Wu, Gaofeng; Feng, Ying; Sun, Changmian; Lin, Shumei; Hu, Jianmin (2010b): CSD mRNA expression in rat testis and the effect of taurine on testosterone secretion. In: *Amino acids* 39 (1), S. 155–160. DOI: 10.1007/s00726-009-0388-7.

Impressum

Jakob Brand

Torpevaenget 65C

8210 Aarhus

14914697R00132

Printed in Germany
by Amazon Distribution
GmbH, Leipzig